Luna Whisper

La Sagesse dans les Petites Choses :

Le Secret du Yoga pour Enfants Dévoilé

Polychromatic reflections Publishing

© 2023 Polychromatic reflections Publishing

Tous droits réservés. Aucune partie de cette publication ne peut être reproduite, distribuée ou transmise sous quelque forme ou par quelque moyen que ce soit, y compris la photocopie, l'enregistrement ou d'autres méthodes électroniques ou mécaniques, sans l'autorisation préalable écrite de l'éditeur, sauf dans le cas d'une utilisation éphémère et non substantielle des citations dans le cadre de critiques ou d'articles.

Code ISBN : 9798396819054
Marque éditoriale : Independently published
Couverture : Packer Nemo

Sommaire

Introduction

Imaginez une salle remplie d'enfants. Ils rient, ils jouent, ils courent dans tous les sens. Il y a de l'énergie, du mouvement, du chaos. Maintenant, imaginez la même salle, les mêmes enfants, mais avec une différence notable : ils sont calmes, concentrés, pleins d'une énergie tranquille. Ils sont en train de faire du yoga. Intrigué ? C'est exactement ce que ce livre vise à faire : susciter votre curiosité, approfondir votre compréhension et élargir votre perspective sur une pratique qui pourrait bien transformer la vie des enfants et des adultes qui les entourent.

Bienvenue dans "La Sagesse dans les Petites Choses : Le Secret du Yoga pour Enfants Dévoilé". Ce livre n'est pas seulement un guide pratique sur le yoga pour enfants, c'est une invitation à explorer le potentiel inexploité du yoga pour favoriser le bien-être physique, émotionnel et mental des plus jeunes. Nous plongerons dans le monde fascinant du yoga pour enfants, en démêlant les mythes, en explorant les preuves scientifiques et en partageant des histoires inspirantes de la vie réelle.

Le yoga n'est pas une nouveauté pour la plupart d'entre nous. C'est une pratique ancienne qui a été adoptée par des millions de personnes à travers le monde, cherchant à trouver l'équilibre entre le corps et l'esprit. Pourtant, l'idée du yoga pour enfants est souvent accueillie avec scepticisme. Est-ce vraiment approprié pour les enfants ? Est-ce sûr ? Est-ce simplement une autre tendance passagère de la parentalité moderne ?

Nous répondrons à toutes ces questions et à bien d'autres encore. Mais nous irons plus loin. Nous ne nous contenterons pas de défendre le yoga pour enfants comme une pratique bénéfique. Nous allons explorer pourquoi et comment il peut être un outil précieux pour aider les enfants à naviguer dans le monde complexe et souvent stressant dans lequel ils grandissent.

Vous découvrirez comment le yoga peut aider les enfants à développer leur force physique, à améliorer leur concentration et à gérer leurs émotions. Vous apprendrez comment le yoga peut être intégré de manière ludique et créative dans la vie quotidienne des enfants. Vous entendrez des témoignages de parents, d'enseignants et, surtout, des enfants eux-mêmes, sur la façon dont le yoga a transformé leur vie.

Mais ce livre n'est pas seulement pour les parents ou les éducateurs. C'est un livre pour tous ceux qui croient en la possibilité d'un monde où les enfants sont encouragés à cultiver la paix intérieure, la conscience de soi et la compassion envers les autres. C'est un livre pour tous ceux qui sont prêts à regarder le monde à travers les yeux d'un enfant en posture de yoga, équilibrant son corps avec une concentration intense, une présence totale et un sourire radieux.

Alors, que vous soyez un parent, un enseignant, un éducateur, un pédiatre, un psychologue, un yogi ou simplement une personne curieuse, nous vous invitons à vous joindre à nous dans cette aventure. C'est une aventure qui vous amènera à repenser ce que vous savez sur le yoga, l'enfance et le potentiel incroyable qui réside dans la combinaison des deux.

Au fil des pages, vous découvrirez que le yoga pour enfants n'est pas seulement une série de postures adaptées aux petits corps. C'est une philosophie de vie, une approche éducative, un moyen de promouvoir le bien-être et le développement holistique des enfants.

Avec "La Sagesse dans les Petites Choses : Le Secret du Yoga pour Enfants Dévoilé", vous ne verrez plus jamais le yoga pour enfants, ni les enfants eux-mêmes, de la même manière. Préparez-vous à être surpris, inspiré et peut-être même un peu transformé par les histoires, les idées et les pratiques que vous trouverez dans ce livre.

Embarquons donc ensemble dans ce voyage de découverte et d'émerveillement, et explorons le monde fascinant du yoga pour enfants.

Soyez les bienvenus dans cet univers où la sagesse peut se trouver dans les petites choses, et où même les plus jeunes peuvent nous montrer la voie vers un esprit et un corps sains.

L'essence du yoga pour enfants :
Un regard contre-intuitif

L'histoire méconnue du yoga pour enfants

Au premier abord, le yoga pour enfants peut sembler être un concept moderne, une idée fraîchement conçue pour répondre aux besoins de notre société contemporaine. Il est vrai que l'ascension du yoga pour enfants en tant que phénomène mondial est relativement récente. Cependant, le fondement de cette pratique remonte à des millénaires, tissé dans les racines profondes et sacrées du yoga traditionnel.

Le yoga, dans sa forme la plus originelle, a émergé en Inde il y a environ 5000 ans. Il a été conçu comme une pratique spirituelle, un moyen d'unir le corps, l'esprit et l'âme dans une quête d'éveil et d'illumination. Pourtant, malgré cette noble aspiration, le yoga était initialement réservé à une élite de prêtres et d'ascètes. Les femmes et les enfants étaient souvent exclus de sa pratique.

Cependant, la sagesse du yoga était trop précieuse pour rester confinée à un groupe restreint. Avec le temps, les enseignements du yoga ont commencé à se diffuser, touchant différentes couches de la société indienne et, finalement, traversant les océans pour atteindre le monde entier.

C'est au 20ème siècle que l'idée d'enseigner le yoga aux enfants a commencé à germer. Swami Sivananda, un sage indien respecté, a joué un rôle crucial dans cette évolution. Connu pour son approche inclusive du yoga, Sivananda croyait fermement que le yoga était un droit de naissance de chaque individu, sans égard à son âge ou à sa condition sociale.

Il a encouragé ses disciples à partager les bienfaits du yoga avec les enfants, insistant sur le fait que la pratique du yoga pouvait aider à éveiller leur potentiel latent et à favoriser leur développement holistique. Ses idées ont été adoptées par des yogis tels que Swami Satyananda, qui a créé le yoga de Bihar, une approche pédagogique du yoga qui comprend des techniques adaptées aux enfants.

Malgré ces avancées, le yoga pour enfants est resté longtemps à la périphérie du monde du yoga. Ce n'est que dans les dernières décennies du 20ème siècle que le yoga pour enfants a commencé à gagner en popularité. Cela a été largement favorisé par l'émergence de recherches scientifiques prouvant les bénéfices du yoga pour la santé et le bien-être, ainsi que par un intérêt croissant pour des approches holistiques de l'éducation et du développement de l'enfant.

Aujourd'hui, le yoga pour enfants est devenu un phénomène mondial. Il est pratiqué dans des écoles, des centres de yoga, des centres de loisirs et des foyers à travers le monde. Il a été adapté et transformé pour répondre aux besoins spécifiques des enfants de différents âges, cultures et capacités.

Pourtant, malgré son succès apparent, l'histoire du yoga pour enfants reste largement méconnue. Beaucoup voient le yoga pour enfants comme une simple transposition du yoga pour adultes, sans comprendre la richesse et la profondeur de sa tradition et de sa philosophie. Dans ce livre, nous chercherons à éclairer cette histoire méconnue et à explorer l'essence unique du yoga pour enfants.

Yoga pour enfants : plus qu'une simple gymnastique

Lorsque nous pensons au yoga, beaucoup d'entre nous imaginent des postures élaborées, des corps tordus et pliés dans des configurations presque inimaginables. Nous pensons à la souplesse, à la force, peut-être à la relaxation et à la méditation. Mais le yoga est-il simplement une forme de gymnastique, un moyen d'étirer le corps et de calmer l'esprit ? Lorsqu'il est pratiqué par des enfants, le yoga est-il simplement une autre forme de jeu, une façon ludique de se dépenser ?

Dans cette section, nous allons explorer ces questions et, en cours de route, défier certaines de nos idées préconçues sur le yoga pour enfants. Préparez-vous à voir le yoga sous un jour nouveau, non pas comme une simple gymnastique, mais comme une pratique holistique qui engage le corps, l'esprit et l'âme.

Bien sûr, il est indéniable que le yoga implique une activité physique. Les postures de yoga, ou asanas, exigent force, souplesse et coordination. Pour les enfants, ces postures peuvent être un excellent moyen de développer leur motricité globale et fine, de prendre conscience de leur corps et d'apprendre à bouger avec grâce et contrôle.

Cependant, réduire le yoga à une simple gymnastique serait comme dire que la musique n'est que du bruit organisé. C'est manquer la richesse, la profondeur et la beauté de la pratique. Car le yoga, même pour les enfants, est bien plus que cela.

L'un des aspects essentiels du yoga qui le distingue de la gymnastique ou d'autres formes d'exercice est la concentration sur la respiration. Dans le yoga, chaque mouvement est synchronisé avec la respiration, créant un flux rythmique d'énergie et de conscience. Pour les enfants, apprendre à se concentrer sur leur respiration pendant la pratique du yoga peut avoir des avantages profonds. Cela peut les aider à développer leur concentration, à gérer leur stress et leurs émotions, et à cultiver une présence et une conscience de soi profondes.

De plus, le yoga pour enfants n'est pas seulement une affaire de postures et de respiration. C'est aussi une exploration des valeurs éthiques et spirituelles qui sont au cœur du yoga. Le respect de soi et des autres, la non-violence, la vérité, la gratitude, la compassion, tous ces principes peuvent être intégrés dans la pratique du yoga pour enfants, transformant chaque séance en une leçon de vie.

Enfin, le yoga pour enfants peut être un moyen puissant de stimuler l'imagination et la créativité. Contrairement à certaines formes de gymnastique qui sont axées sur la performance et la perfection, le yoga encourage l'expression personnelle et la liberté. Une posture de yoga peut devenir un arbre, un chat, un guerrier, une montagne… Les enfants sont invités à explorer leur corps et leur esprit d'une manière ludique et créative, nourrissant leur capacité à rêver et à imaginer.

Alors oui, le yoga pour enfants implique des postures et des mouvements qui peuvent ressembler à de la gymnastique. Mais c'est aussi une pratique qui touche toutes les dimensions de l'être, une exploration de soi qui va bien au-delà du simple exercice physique.

Les contre-arguments courants
et leurs réfutations

Comme avec toute pratique qui gagne en popularité et en visibilité, le yoga pour enfants n'est pas exempt de controverses et de critiques. Certaines de ces réserves sont motivées par des malentendus, tandis que d'autres proviennent de préoccupations légitimes qui méritent d'être examinées et discutées. Dans cette section, nous aborderons certains des contre-arguments courants concernant le yoga pour enfants et proposerons des réfutations éclairées et fondées.

Le yoga est trop difficile pour les enfants.

Certains pourraient soutenir que le yoga, avec ses postures complexes et son accent sur la discipline et le contrôle, est trop difficile pour les enfants. Cependant, cette affirmation repose sur une compréhension limitée de ce qu'est le yoga et de la manière dont il peut être adapté aux enfants. Le yoga pour enfants n'est pas une simple transposition du yoga pour adultes. C'est une pratique qui est spécifiquement conçue pour être accessible, engageante et bénéfique pour les enfants de tous âges et capacités. Les postures peuvent être simplifiées, les séquences peuvent être raccourcies, et les techniques de respiration et de méditation peuvent être enseignées de manière ludique et adaptée à l'âge de l'enfant.

Le yoga est trop spirituel pour les enfants.

Certains pourraient être préoccupés par le fait que le yoga, en tant que pratique spirituelle, ne convient pas aux enfants. Il est vrai que le yoga a des racines spirituelles profondes et qu'il peut être pratiqué comme une forme de méditation ou de prière. Cependant, le yoga pour enfants n'a pas besoin d'être enseigné comme une pratique spirituelle. Il peut être présenté comme une manière de bouger le corps, de calmer l'esprit, et de cultiver des valeurs positives comme le respect, la gratitude, et la compassion.

Le yoga expose les enfants à des blessures.

C'est une préoccupation légitime. Comme toute activité physique, le yoga comporte un risque de blessure. Cependant, ce risque peut être grandement minimisé par une instruction compétente et une pratique responsable. Un bon professeur de yoga pour enfants saura comment adapter les postures pour la sécurité des enfants, comment enseigner les techniques de manière appropriée, et comment encourager les enfants à écouter leur corps et à respecter leurs limites.

Le yoga détourne les enfants d'autres activités importantes.

Il est vrai que le temps passé à pratiquer le yoga est du temps qui n'est pas passé à faire d'autres activités, comme étudier, jouer, ou participer à d'autres formes d'exercice. Cependant, il est important de noter que le yoga n'est pas censé remplacer ces activités, mais plutôt à les compléter. Le yoga peut aider les enfants à se concentrer et à se relaxer, ce qui peut améliorer leur performance académique. Il peut également renforcer leur corps et améliorer leur coordination, ce qui peut les aider dans d'autres sports et activités physiques.

La clé, comme toujours, est l'équilibre. Le yoga n'est pas une panacée, ni un remplacement pour toutes les autres formes d'activité et d'apprentissage. C'est plutôt un outil précieux que les enfants peuvent ajouter à leur boîte à outils de vie, une pratique qui peut enrichir leur développement de manière unique et profonde.

Le yoga pour enfants : une pratique adaptée, non simplifiée

Quand nous pensons au yoga pour enfants, l'image qui vient souvent à l'esprit est celle d'enfants imitant des postures d'adultes, effectuant des mouvements simplifiés, comme s'il s'agissait d'une version allégée du yoga pour adultes. C'est là une idée fausse courante qui mérite d'être défiée. Le yoga pour enfants n'est pas une version simplifiée du yoga pour adultes. Il s'agit plutôt d'une pratique spécifiquement adaptée aux besoins, aux capacités et aux intérêts des enfants.

Pour comprendre pourquoi, il faut d'abord comprendre ce que signifie "adapter". Adapter ne signifie pas simplement réduire ou simplifier. C'est un processus qui prend en compte les caractéristiques uniques de l'individu ou du groupe pour lequel l'adaptation est faite. En ce qui concerne le yoga pour enfants, cela signifie tenir compte de leur développement physique, cognitif, émotionnel et social.

Les enfants ne sont pas de petits adultes. Leur corps est en pleine croissance et en développement constant. Leur esprit est curieux, ouvert et avide d'apprendre. Leurs émotions sont vives et changeantes. Leur monde social est en expansion, avec de nouveaux défis et opportunités à chaque étape. Le yoga pour enfants, lorsqu'il est correctement adapté, tient compte de tous ces facteurs.

Physiquement, le yoga pour enfants est conçu pour soutenir le développement sain du corps des enfants. Les postures sont choisies et modifiées pour renforcer les muscles, améliorer la flexibilité et la coordination, et encourager une posture saine. La respiration et la relaxation sont enseignées de manière à respecter la capacité des enfants à se concentrer et à se calmer.

Sur le plan cognitif, le yoga pour enfants est une merveilleuse occasion d'apprendre et de découvrir. Les postures peuvent être associées à des histoires, des images et des jeux, stimulant l'imagination et la curiosité. Les concepts liés au yoga, comme l'équilibre, la connexion entre le corps et l'esprit, et le respect de soi et des autres, peuvent être introduits de manière ludique et engageante.

Émotionnellement, le yoga pour enfants peut être un refuge, un espace où les enfants peuvent explorer leurs sentiments, apprendre à gérer le stress, et développer la confiance en soi et l'estime de soi. Grâce à la pratique du yoga, ils peuvent apprendre à calmer leur esprit, à écouter leur corps, et à se connecter avec leur moi intérieur.

Socialement, le yoga pour enfants peut favoriser la coopération, la compassion et le respect. Dans une classe de yoga pour enfants, il n'y a pas de compétition, pas de meilleur ou de pire. Chaque enfant est encouragé à aller à son propre rythme, à respecter ses limites et à célébrer ses progrès. C'est un environnement où les différences sont respectées, où l'empathie est cultivée, et où l'on apprend à prendre soin de soi et des autres.

En somme, le yoga pour enfants est une pratique riche et complexe, qui touche à tous les aspects du développement de l'enfant. Ce n'est pas une version simplifiée du yoga pour adultes, mais plutôt une adaptation bien pensée et habilement réalisée. C'est une pratique qui honore et respecte les enfants pour ce qu'ils sont : des êtres en pleine croissance, pleins de potentiel et de possibilités.

Le yoga et le corps de l'enfant : Une approche pédiatrique

La physiologie de l'enfant : quand le yoga rencontre la science

Il est fascinant de considérer le corps humain comme une merveille de la nature, une machine complexe, ingénieuse et incroyablement adaptable. Et lorsqu'il s'agit du corps de l'enfant, cet émerveillement est décuplé. Les enfants sont des êtres en pleine croissance et en constante évolution, des créatures de transformation et de découverte. Dans cette section, nous explorerons comment la pratique du yoga peut influencer et soutenir le développement physiologique de l'enfant, en s'appuyant sur les connaissances actuelles en pédiatrie et en science du mouvement.

Tout d'abord, il est important de comprendre que le corps de l'enfant n'est pas une simple version miniature du corps de l'adulte. Il possède des caractéristiques et des capacités spécifiques qui le distinguent ct qui doivent être prises en compte lors de l'élaboration d'une pratique de yoga adaptée aux enfants.

Par exemple, les enfants ont généralement une plus grande flexibilité que les adultes, grâce à leurs tissus conjonctifs plus élastiques et à leurs articulations plus mobiles. Cela peut leur donner un avantage lors de l'apprentissage de certaines postures de yoga. Cependant, cette grande flexibilité doit être gérée avec précaution, car elle peut également rendre les enfants plus susceptibles de se blesser en cas de surétirement ou de mouvement brusque. Un bon enseignant de yoga pour enfants saura comment guider les enfants pour qu'ils explorent leur flexibilité de manière sûre et respectueuse.

D'autre part, les muscles des enfants sont généralement moins développés que ceux des adultes, ce qui peut rendre certaines postures de yoga plus difficiles pour eux. Cependant, la pratique régulière du yoga peut aider à renforcer les muscles des enfants, à améliorer leur tonus musculaire et à développer leur endurance. De plus, contrairement à d'autres formes d'exercice, le yoga sollicite et renforce tous les muscles du corps de manière équilibrée, ce qui peut contribuer à un développement musculaire harmonieux.

Le système cardiovasculaire des enfants est également différent de celui des adultes. Leurs cœurs battent généralement plus vite, et leur capacité à maintenir un effort soutenu est plus limitée. Par conséquent, les séances de yoga pour enfants devraient être structurées de manière à permettre des périodes de repos et de récupération. Par ailleurs, la pratique du yoga peut aider à améliorer la capacité cardiovasculaire des enfants, en augmentant leur endurance et en renforçant leur cœur.

Enfin, le système nerveux des enfants est en pleine maturation. Cela signifie que leur capacité à contrôler et à coordonner leurs mouvements est en constante évolution. Le yoga, avec son accent sur la conscience du corps et le contrôle du mouvement, peut être un outil précieux pour aider les enfants à développer leur proprioception (la perception de la position et du mouvement de leur corps), leur équilibre, et leur coordination.

En somme, le yoga pour enfants n'est pas seulement une activité ludique et relaxante. C'est aussi une pratique qui peut soutenir et stimuler le développement physiologique de l'enfant, en s'appuyant sur les connaissances de la science du mouvement et de la pédiatrie. En tant que tels, les enseignants de yoga pour enfants sont non seulement des instructeurs de yoga, mais aussi des éducateurs en santé et en mouvement.

Précautions et recommandations pour une pratique sécuritaire

La sécurité doit toujours être la première priorité lors de l'enseignement du yoga aux enfants. Comme mentionné précédemment, le corps des enfants est en constante croissance et évolution, ce qui le rend plus susceptible aux blessures. Par conséquent, les instructeurs de yoga pour enfants doivent être bien informés et vigilants pour assurer une pratique sûre et bénéfique. Voici quelques recommandations à cet égard.

Connaître et respecter les limites physiques de chaque enfant

Chaque enfant est unique et présente une variabilité dans sa souplesse, sa force, son équilibre et sa coordination. Il est important de comprendre et de respecter ces différences individuelles. Encouragez chaque enfant à écouter son propre corps et à respecter ses limites. Rappelez-leur que le yoga n'est pas une compétition et qu'il n'y a pas de "bonne" ou de "mauvaise" façon de faire une posture.

Proposer des modifications et des options

Une bonne façon de respecter les limites de chaque enfant est de proposer des modifications et des options pour chaque posture. Par exemple, si une posture met trop de pression sur les genoux d'un enfant, vous pouvez lui proposer d'utiliser un coussin ou de modifier la posture. Cela permet à chaque enfant de pratiquer à son propre niveau de confort et de capacité.

Privilégier la qualité du mouvement plutôt que la quantité

Il est préférable de faire moins de postures, mais de les faire correctement, plutôt que de tenter de faire un grand nombre de postures de manière précipitée ou incorrecte. Encouragez les enfants à se concentrer sur la qualité de leur mouvement : la précision, le contrôle, la respiration et l'alignement.

Encourager la respiration et la relaxation

La respiration est un élément essentiel du yoga. Encouragez les enfants à respirer profondément et calmement pendant leur pratique. Enseignez-leur à utiliser leur respiration pour se détendre, à relâcher les tensions, et à se recentrer. De plus, veillez à inclure des périodes de relaxation et de repos dans chaque séance.

Cela comprend un espace de pratique dégagé, des tapis de yoga appropriés, et une atmosphère calme et accueillante. Assurez-vous également que chaque enfant est habillé confortablement et correctement pour la pratique du yoga.

En résumé, la pratique du yoga pour enfants peut être une expérience enrichissante et bénéfique, à condition qu'elle soit réalisée en toute sécurité et avec précaution. En tant qu'instructeur de yoga pour enfants, votre rôle est non seulement d'enseigner le yoga, mais aussi de veiller à la santé et au bien-être de chaque enfant.

Les limites physiques : Respecter le rythme de chaque enfant

Lorsque nous envisageons d'introduire le yoga à un enfant, une considération essentielle à garder à l'esprit est le respect du rythme individuel de chaque enfant. Chaque enfant a sa propre trajectoire de développement physique, ses propres capacités et ses propres limites. En tant qu'instructeurs de yoga pour enfants, nous devons comprendre et respecter ces différences.

Parlons d'abord des limites physiques. Comme nous l'avons mentionné précédemment, le corps de l'enfant est en constante évolution et croissance. Les os, les muscles, les articulations et les ligaments de l'enfant se développent à leur propre rythme. Certaines postures de yoga peuvent être bénéfiques pour ce développement, mais d'autres peuvent être potentiellement dommageables si elles sont pratiquées de manière inappropriée ou excessive.

Prenez, par exemple, la flexibilité accrue des enfants. Alors que cette souplesse peut rendre certaines postures plus accessibles pour les enfants que pour les adultes, elle peut aussi les rendre plus susceptibles à des blessures d'étirement ou de torsion. Les instructeurs de yoga pour enfants doivent être conscients de cette vulnérabilité et adapter leurs instructions en conséquence. Ils doivent apprendre aux enfants à respecter leur corps et à ne pas forcer une posture si elle provoque une douleur ou un inconfort.

Par ailleurs, le corps de l'enfant n'a pas encore développé la même force et endurance que celui de l'adulte. Cela signifie que certaines postures qui demandent beaucoup de force ou de résistance peuvent être difficiles, voire impossibles pour eux. Il est crucial de respecter ces limites et de ne pas pousser les enfants à faire des choses qu'ils ne sont pas prêts à faire. Au lieu de cela, nous pouvons leur montrer comment développer progressivement leur force et leur endurance à travers une pratique régulière et graduelle.

De plus, il est important de respecter le rythme de développement individuel de chaque enfant. Certains enfants peuvent être plus avancés que d'autres dans certaines domaines, mais moins dans d'autres. Par exemple, un enfant peut être très flexible mais avoir une force musculaire limitée, tandis qu'un autre peut être fort mais moins flexible. Chaque enfant a aussi sa propre cadence d'apprentissage. Certains peuvent comprendre et exécuter une nouvelle posture rapidement, tandis que d'autres peuvent avoir besoin de plus de temps et de pratique.

Dans ce contexte, le rôle de l'instructeur de yoga pour enfants est de créer un environnement où chaque enfant se sente soutenu et valorisé, peu importe où il se trouve dans son développement physique. Les enfants doivent être encouragés à écouter leur corps, à respecter leurs limites et à pratiquer le yoga à leur propre rythme.

En somme, respecter le rythme de chaque enfant est une question d'équilibre : équilibrer les défis avec le soutien, la progression avec la patience, et l'ambition avec l'acceptation. C'est un acte délicat, mais lorsqu'il est bien fait, il peut aider les enfants à développer une relation saine avec leur corps, à renforcer leur confiance en eux-mêmes et à cultiver une appréciation pour le yoga qui peut durer toute leur vie.

Les instructeurs de yoga pour enfants sont en quelque sorte des jardiniers. Comme le jardinier, ils ne peuvent pas faire pousser la plante ; ils peuvent seulement fournir les conditions optimales pour sa croissance. Ils peuvent arroser la plante, lui donner de la lumière et de l'espace, la protéger des intempéries, mais c'est la plante elle-même qui doit pousser. De même, les instructeurs de yoga peuvent fournir un environnement sûr et stimulant, ils peuvent guider et encourager, mais c'est l'enfant lui-même qui doit faire le yoga.

Respecter le rythme de chaque enfant est donc un acte de foi. C'est croire en la capacité innée de chaque enfant à grandir, à apprendre, à s'épanouir. C'est avoir confiance que, avec le temps, l'effort et la pratique, chaque enfant peut développer sa propre pratique du yoga, adaptée à son propre corps et à ses propres besoins.

Enfin, il est important de se rappeler que le yoga n'est pas une destination, mais un voyage. Ce n'est pas quelque chose que nous accomplissons, mais quelque chose que nous pratiquons. Le but n'est pas d'atteindre une certaine posture ou un certain niveau de performance, mais de cultiver une certaine qualité de présence, d'attention, de respect envers nous-mêmes et notre corps. C'est cette qualité que nous voulons transmettre aux enfants à travers le yoga.

Les bénéfices du yoga sur la santé physique des enfants

Quand vous observez un enfant en train de pratiquer le yoga, vous pourriez être tenté de penser qu'il s'agit simplement d'un jeu, d'une série de mouvements amusants qui ne servent qu'à les distraire. Et bien que les enfants prennent certainement du plaisir à imiter les poses d'animaux et à ressentir leur corps bouger et s'étirer de nouvelles façons, la vérité est que le yoga offre une mine de bienfaits pour leur santé physique. Ces avantages, bien que moins visibles à l'œil nu, sont profonds et durables.

Premièrement, le yoga aide à renforcer le corps de l'enfant. Les postures de yoga sollicitent une variété de groupes musculaires, favorisant un développement équilibré et harmonieux du corps. Par exemple, les poses d'équilibre aident à renforcer les muscles du tronc, essentiels pour une bonne posture et une stabilité corporelle. Les poses d'étirement favorisent la souplesse et la mobilité des articulations, ce qui peut prévenir les blessures. Les poses qui demandent de la force aident à développer les muscles des bras, des jambes, et du dos. De plus, la pratique régulière du yoga peut contribuer à une meilleure densité osseuse, un facteur essentiel pour la santé à long terme.

Deuxièmement, le yoga favorise une meilleure coordination et une conscience corporelle accrue. En apprenant à bouger leur corps avec précision et intention, les enfants développent une meilleure compréhension de leur corps dans l'espace. Cette conscience corporelle peut améliorer leur équilibre, leur coordination, et leurs capacités motrices fines, ce qui peut les aider dans d'autres activités physiques, comme les sports, la danse, ou simplement jouer dans la cour de récréation.

Troisièmement, le yoga peut aider à réguler le système nerveux de l'enfant. Des études ont montré que la pratique du yoga peut réduire le cortisol, une hormone du stress, et augmenter la production d'hormones du bien-être, comme l'ocytocine et la sérotonine. Cela peut aider les enfants à se sentir plus détendus, à mieux gérer le stress, et à améliorer leur sommeil. De plus, des techniques de respiration spécifiques utilisées dans le yoga peuvent aider à calmer le système nerveux sympathique, souvent appelé le système "combat ou fuite", et à stimuler le système nerveux parasympathique, responsable de la détente et de la digestion.

Enfin, la pratique régulière du yoga peut aider à prévenir les problèmes de santé courants chez les enfants, tels que l'obésité, l'asthme, et l'anxiété. En favorisant un mode de vie actif, le yoga peut aider à maintenir un poids corporel sain. Des exercices de respiration peuvent aider à améliorer la fonction pulmonaire et à gérer les symptômes de l'asthme. Et, comme mentionné précédemment, le yoga peut aider à réguler le système nerveux, ce qui peut réduire les symptômes d'anxiété et favoriser une meilleure santé mentale.

Ainsi, même si les enfants pratiquent le yoga pour s'amuser, ils tirent une multitude de bénéfices pour leur santé physique. Par le biais de cette pratique, ils apprennent à prendre soin de leur corps, à respecter leurs limites, et à cultiver une relation saine avec le mouvement et l'activité physique. Alors la prochaine fois que vous verrez un enfant faire le "chien tête en bas" ou le "guerrier", rappelez-vous qu'ils font plus que jouer : ils prennent soin de leur santé de façon joyeuse et créative.

Le yoga et le développement émotionnel de l'enfant

Comment le yoga favorise
la résilience émotionnelle

Il est indéniable que nous vivons dans un monde complexe et parfois déroutant. Même nos enfants, malgré leur apparente insouciance, ne sont pas à l'abri des défis et des turbulences de la vie. C'est pourquoi la résilience émotionnelle, la capacité de naviguer et de se remettre des difficultés émotionnelles, est une compétence si précieuse à cultiver dès le plus jeune âge. Et c'est ici que le yoga peut jouer un rôle transformateur.

L'une des manières les plus puissantes dont le yoga favorise la résilience émotionnelle est en aidant les enfants à développer une conscience émotionnelle accrue. Dans notre société, nous avons tendance à valoriser l'intellect et à négliger les émotions, souvent perçues comme dérangeantes ou inappropriées. Cependant, les émotions sont une partie fondamentale de notre expérience humaine. Elles nous donnent des informations précieuses sur nos besoins, nos désirs, et notre relation avec le monde qui nous entoure.

Dans la pratique du yoga, les enfants apprennent à prêter attention à leurs émotions, sans jugement ni répression. Ils apprennent à accueillir leurs émotions, qu'elles soient agréables ou désagréables, et à les voir comme des phénomènes naturels et transitoires, plutôt que comme des

31

problèmes à résoudre ou des menaces à éviter. Par exemple, un enfant qui ressent de la frustration lorsqu'il a du mal à maintenir une pose peut apprendre à reconnaître cette émotion, à l'accepter, et à choisir une réponse appropriée, comme prendre une pause, ajuster la pose, ou demander de l'aide.

Un autre aspect du yoga qui favorise la résilience émotionnelle est l'accent mis sur la respiration. La respiration est l'un des rares systèmes de notre corps que nous pouvons contrôler consciemment, et elle a une influence profonde sur notre état émotionnel. En apprenant à moduler leur respiration, les enfants peuvent apprendre à réguler leurs émotions. Par exemple, une respiration lente et profonde peut aider à calmer l'anxiété, tandis qu'une respiration rapide et superficielle peut exacerber le stress.

La pratique du yoga peut également aider les enfants à développer un sentiment de confiance en eux et d'auto-efficacité, des facteurs clés de la résilience. En apprenant à maîtriser de nouvelles postures et techniques de respiration, en surmontant des défis, en progressant à leur propre rythme, les enfants peuvent développer un sentiment de compétence et de confiance en leur capacité à faire face aux défis.

Enfin, le yoga offre un espace de non-jugement et d'acceptation, où les enfants peuvent se sentir en sécurité pour explorer leurs émotions, faire des erreurs, et être eux-mêmes. Dans un monde qui exige souvent la perfection et la performance, ce genre d'espace peut être incroyablement réparateur et soutenir le développement d'une image de soi positive et résiliente.

Les enfants, comme nous tous, éprouveront inévitablement des sentiments de déception, de tristesse, de frustration, de colère et de peur. En les guidant à travers le yoga, nous les aidons à comprendre que ces sentiments sont naturels et à naviguer dans leur vie émotionnelle avec plus de clarté, d'acceptation et de compassion. Cette acceptation de soi, cette conscience de soi et cette capacité à gérer leurs émotions sont des compétences essentielles qui les aideront à s'adapter et à prospérer face aux défis de la vie.

Et en dehors du tapis de yoga, ces compétences se traduisent par une meilleure gestion du stress, une plus grande estime de soi et une plus grande capacité à gérer les conflits et les défis dans la vie quotidienne. En d'autres termes, le yoga ne se limite pas à une série de postures et de mouvements ; il offre un ensemble d'outils que les enfants peuvent utiliser pour naviguer dans le monde avec plus de résilience et de bien-être émotionnel.

Il est important de noter que le yoga n'est pas un remède magique ou un substitut à la thérapie ou à l'aide professionnelle lorsque cela est nécessaire. Cependant, c'est un outil puissant et accessible qui peut soutenir le développement émotionnel des enfants et leur fournir des compétences précieuses pour la vie.

Je vous invite à prendre un moment pour réfléchir à votre propre expérience des émotions. Qu'est-ce qui vous a aidé à développer votre résilience émotionnelle ? Comment le yoga pourrait-il soutenir vos enfants ou les enfants de votre entourage dans leur voyage émotionnel ? Prenez le temps de réfléchir à ces questions et à ce que vous avez appris dans cette section. Je suis convaincu que vous découvrirez que le yoga est bien plus qu'un simple exercice physique : c'est un véritable chemin vers une vie émotionnelle saine et résiliente.

Le rôle du yoga dans la gestion du stress et de l'anxiété

Il peut sembler étrange de parler de stress et d'anxiété en relation avec l'enfance, une période de la vie que beaucoup d'entre nous associent à l'insouciance et à la joie. Cependant, la réalité est que les enfants, comme les adultes, peuvent ressentir une grande quantité de stress. Que ce soit à cause de la pression scolaire, des problèmes familiaux, de la surstimulation numérique, ou même de la pandémie mondiale, nos enfants sont exposés à une multitude de facteurs stressants. Et malheureusement, beaucoup d'entre eux n'ont pas les outils nécessaires pour gérer ce stress de manière saine. C'est là que le yoga entre en jeu.

L'un des principes fondamentaux du yoga est l'union de l'esprit et du corps, une philosophie qui se révèle particulièrement utile dans la gestion du stress et de l'anxiété. Lorsque nous sommes stressés ou anxieux, notre corps réagit souvent en mode "combat ou fuite", avec des symptômes comme une augmentation du rythme cardiaque, une respiration rapide et superficielle, une tension musculaire, etc. Par le biais du yoga, les enfants peuvent apprendre à reconnaître ces réactions physiques et à les utiliser comme des indices pour comprendre ce qui se passe à l'intérieur d'eux.

Mais le yoga va plus loin que la simple prise de conscience. Grâce à la pratique des asanas (postures de yoga) et du pranayama (exercices de respiration), les enfants peuvent apprendre à calmer leur corps et, par extension, leur esprit. Les postures de yoga aident à libérer la tension musculaire, tandis que les exercices de respiration favorisent une respiration profonde et lente, qui a été scientifiquement prouvée pour induire une réponse de relaxation et réduire les symptômes du stress et de l'anxiété.

Au-delà des postures et de la respiration, le yoga offre également des techniques de méditation et de relaxation qui peuvent aider les enfants à calmer leur esprit et à gérer leurs pensées anxieuses. Par exemple, la méditation de pleine conscience, qui consiste à porter une attention bienveillante à l'expérience présente, peut aider les enfants à prendre du recul par rapport à leurs pensées et à ne pas se laisser emporter par l'inquiétude et le stress.

En outre, le yoga offre un espace de tranquillité et de non-jugement, où les enfants peuvent se sentir en sécurité et acceptés tels qu'ils sont. Cette expérience de sécurité et d'acceptation peut être extrêmement apaisante pour un enfant anxieux et contribuer à renforcer son estime de soi et sa confiance en lui.

Il est important de rappeler que le yoga n'est pas une panacée et qu'il ne remplace pas l'aide professionnelle en cas de troubles anxieux graves. Cependant, comme outil de gestion du stress quotidien et de promotion du bien-être émotionnel, il peut être incroyablement efficace.

Réfléchissez à votre propre expérience du stress et de l'anxiété.

Comment le yoga pourrait-il aider les enfants de votre vie à gérer ces défis ? Quelles pratiques pourriez-vous intégrer dans leur routine quotidienne pour les soutenir dans leur bien-être émotionnel ? En explorant ces questions, je suis convaincu que vous découvrirez de nouvelles façons d'utiliser le yoga comme un outil précieux de gestion du stress et de l'anxiété.

Les preuves psychologiques derrière le yoga pour enfants

Alors que le yoga est une pratique ancienne qui a fait ses preuves à travers les siècles, la science moderne commence seulement à comprendre et à quantifier ses bénéfices sur notre esprit. Dans ce chapitre, nous explorerons la recherche psychologique derrière le yoga pour les enfants et nous découvrirons pourquoi cette pratique millénaire est plus pertinente que jamais dans notre monde moderne.

L'un des concepts clés en psychologie du développement est l'autorégulation, c'est-à-dire la capacité à contrôler nos émotions, nos comportements et notre attention. Il a été démontré que cette compétence est un prédicteur clé de nombreux résultats positifs, tels que le succès scolaire, la santé mentale et le bien-être général. Des études montrent que le yoga peut renforcer l'autorégulation chez les enfants en leur offrant des techniques pour calmer leur esprit et leur corps. Par exemple, la pratique de la respiration profonde et consciente peut aider les enfants à réduire leur anxiété et à améliorer leur concentration.

De plus, la recherche indique que le yoga peut améliorer l'estime de soi et la confiance en soi des enfants. Les postures de yoga, en particulier celles qui requièrent force et équilibre, permettent aux enfants de ressentir leur corps de manière positive et de reconnaître leur propre force. Par ailleurs, le yoga encourage l'acceptation de soi et la non-competitivité, ce qui peut contribuer à une image de soi positive.

Le yoga peut également être bénéfique pour les enfants ayant des besoins particuliers. Des études ont montré que le yoga peut améliorer le comportement et la concentration des enfants atteints de TDAH, réduire les symptômes de stress post-traumatique et améliorer la qualité de vie des enfants autistes. Bien sûr, le yoga ne doit pas être considéré comme un remède, mais plutôt comme un outil complémentaire à d'autres interventions et thérapies.

Enfin, la recherche indique que le yoga peut soutenir le développement socio-émotionnel des enfants. Le yoga enseigne des compétences telles que l'empathie, la compassion et le respect des autres, qui sont essentielles pour les relations interpersonnelles et la citoyenneté. De plus, les pratiques de groupe favorisent un sentiment de communauté et d'appartenance, qui est particulièrement important pour le bien-être des enfants.

Alors, que nous dit la science ? Le yoga pour enfants n'est pas une simple tendance ou un moyen ludique de faire bouger les enfants. Il s'agit d'une pratique puissante qui peut soutenir le développement émotionnel et mental des enfants et les aider à naviguer avec plus de confiance et de résilience dans le monde.

Cela étant dit, je vous invite à prendre du recul et à réfléchir à votre propre expérience. Comment ces découvertes scientifiques résonnent-elles avec vous ? Quelle place le yoga pourrait-il prendre dans la vie des enfants de votre entourage ? En posant ces questions, je suis convaincu que vous découvrirez de nouvelles perspectives sur le potentiel du yoga pour enrichir la vie des enfants.

Le yoga comme outil d'expression émotionnelle

Imaginez un moment où, enfant, vous étiez submergé par des sentiments forts. Peut-être que c'était de la colère, de la peur, de la tristesse ou de l'excitation. Comment avez-vous géré ces émotions ? Avez-vous eu les outils pour les exprimer de manière saine et constructive ? Malheureusement, beaucoup d'entre nous grandissent sans apprendre à gérer efficacement nos émotions. Le yoga pour enfants peut combler ce vide, en offrant aux jeunes un espace sûr et structuré pour explorer et exprimer leurs émotions.

Dans une séance de yoga pour enfants, chaque posture, chaque mouvement et chaque respiration peut devenir une occasion d'explorer les émotions. Par exemple, un enfant peut exprimer sa force et sa confiance en faisant le guerrier, ou son besoin de confort et de sécurité en se blottissant dans la posture de l'enfant. Les postures animales, comme le chien tête en bas ou le cobra, peuvent également stimuler l'imagination des enfants et les aider à exprimer des sentiments ou des histoires à travers leur corps.

La respiration est un autre outil puissant pour l'expression émotionnelle. En apprenant à contrôler leur respiration, les enfants peuvent apprendre à apaiser leur système nerveux lorsqu'ils se sentent stressés ou anxieux. Par ailleurs, différentes techniques de respiration peuvent aider les enfants à exprimer des émotions spécifiques, comme la colère ou la joie.

Les méditations guidées peuvent également aider les enfants à explorer leurs émotions. Par exemple, une méditation sur la gratitude peut aider les enfants à ressentir et à exprimer de la joie et de l'appréciation. Une méditation sur la compassion peut les aider à développer de l'empathie pour eux-mêmes et pour les autres.

Le yoga pour enfants peut également encourager l'expression émotionnelle à travers le partage en groupe. Après une séance de yoga, les enfants peuvent être invités à partager ce qu'ils ont ressenti ou appris. Cela peut être une occasion précieuse pour les enfants d'être écoutés et validés dans leurs expériences émotionnelles.

Il est important de noter que le yoga n'est pas une thérapie, mais qu'il peut être un complément précieux à d'autres formes de soutien émotionnel. Si un enfant semble avoir du mal à gérer ses émotions, il peut être bénéfique de consulter un professionnel de la santé mentale.

Pour conclure ce chapitre, je vous invite à réfléchir à votre propre expérience. Comment le yoga vous a-t-il aidé à vous connecter à vos émotions ? Comment pourrait-il aider les enfants de votre vie à faire de même ? En posant ces questions, je suis convaincu que vous découvrirez de nouvelles manières d'utiliser le yoga comme un outil d'expression émotionnelle.

Lorsque nous enseignons le yoga aux enfants, nous leur offrons bien plus qu'une simple séance d'exercice. Nous leur donnons un espace pour être eux-mêmes, pour explorer et exprimer leurs émotions, et pour développer des compétences qui les aideront tout au long de leur vie. Et en cela, je crois, réside la véritable magie du yoga pour enfants.

Le yoga et le développement mental de l'enfant

Le yoga pour une concentration accrue et un meilleur apprentissage

Nous vivons à une époque où la surcharge d'informations est la norme. Les enfants sont constamment bombardés de stimuli, télévision, jeux vidéo, médias sociaux, et autres activités électroniques. Ces distractions constantes peuvent rendre difficile pour eux de se concentrer sur une seule tâche à la fois. C'est là que le yoga peut entrer en jeu, en aidant les enfants à développer leur capacité de concentration et, par conséquent, à améliorer leurs performances d'apprentissage.

Le yoga, avec son attention portée sur la respiration, les mouvements et les postures, nécessite un niveau élevé de concentration. Lorsqu'un enfant pratique une asana (posture de yoga), il doit se concentrer sur plusieurs éléments à la fois : son équilibre, la position de ses bras et de ses jambes, sa respiration. Il doit également être conscient de l'espace qui l'entoure et de la manière dont son corps se sent à l'intérieur de cet espace. C'est une forme de méditation en mouvement.

Pratiquer le yoga de manière régulière peut aider les enfants à développer leur attention soutenue, c'est-à-dire leur capacité à se concentrer sur une tâche pendant une période prolongée. Il peut également améliorer leur attention sélective, ou leur capacité à se concentrer sur une tâche tout en ignorant les distractions. Ces compétences sont cruciales pour l'apprentissage. En effet, pour absorber de nouvelles informations, un enfant doit être capable de se concentrer sur ce qu'il apprend et d'ignorer les distractions.

Plusieurs études ont soutenu l'idée que le yoga peut améliorer la concentration et l'apprentissage chez les enfants. Par exemple, une étude publiée dans le "Journal of Physical Activity and Health" a révélé que les enfants qui pratiquaient le yoga montraient une amélioration de leur attention et de leur précision, par rapport à ceux qui ne le faisaient pas. Une autre étude, publiée dans "Mindfulness", a montré que les enfants qui pratiquaient le yoga obtenaient de meilleures notes à l'école.

Ces améliorations ne sont pas seulement bénéfiques pour les performances scolaires. La capacité à se concentrer et à ignorer les distractions est également essentielle dans de nombreux autres domaines de la vie, y compris les activités sportives, les arts et même les interactions sociales. Par exemple, un enfant qui est capable de se concentrer sur une conversation, malgré le bruit de fond, sera plus à même de comprendre et de répondre de manière appropriée à son interlocuteur.

En tant qu'enseignant de yoga pour enfants, il est gratifiant de voir comment le yoga peut transformer les capacités de concentration des enfants. J'ai vu des enfants qui avaient du mal à se concentrer pendant quelques minutes devenir capables de se concentrer pendant toute une séance de yoga. J'ai vu des enfants qui étaient facilement distraits devenir plus engagés et attentifs. Et j'ai vu ces améliorations se traduire par des progrès dans d'autres domaines de leur vie, y compris leur apprentissage à l'école.

Mais ne prenez pas seulement ma parole pour cela. Essayez-le avec votre propre enfant, ou avec les enfants que vous enseignez, et observez les résultats par vous-même. Vous pourriez être surpris de voir à quel point le yoga peut être un outil puissant pour améliorer la concentration et l'apprentissage des enfants.

La méditation pour enfants : pourquoi et comment la pratiquer

Lorsque nous pensons à la méditation, nous imaginons souvent une personne assise en silence pendant une longue période, totalement absorbée par ses pensées intérieures. C'est une image qui peut sembler totalement déconnectée de la réalité d'un enfant, un petit être plein d'énergie, constamment en mouvement, rarement silencieux. Cependant, la méditation pour enfants est non seulement possible, mais elle peut aussi offrir des avantages significatifs pour leur développement mental.

Pourquoi la méditation est-elle bénéfique pour les enfants ? Tout d'abord, elle peut aider à apaiser leur esprit. Les enfants, tout comme les adultes, peuvent être stressés ou anxieux. Ils peuvent se sentir débordés par les exigences de l'école, les relations avec les pairs, les problèmes familiaux ou les événements mondiaux. La méditation peut leur offrir un espace de calme et de tranquillité où ils peuvent se détacher de ces préoccupations et se recentrer.

Ensuite, la méditation peut aider les enfants à développer une meilleure conscience de soi. Elle les encourage à se concentrer sur leur respiration, leurs sensations corporelles, leurs émotions et leurs pensées. Cette conscience accrue peut les aider à comprendre mieux comment ils se sentent et pourquoi, ce qui peut à son tour améliorer leur régulation émotionnelle et leur prise de décision.

Enfin, la méditation peut favoriser une meilleure concentration et un meilleur apprentissage, comme nous l'avons discuté dans la section précédente.

Mais comment pratiquer la méditation avec les enfants ? La clé est de la rendre ludique et engageante. Les enfants ne sont généralement pas prêts à s'asseoir en silence pendant une demi-heure. Cependant, ils peuvent s'engager dans des activités de méditation courtes et amusantes.

Par exemple, vous pourriez commencer par une "méditation de l'écoute". Invitez l'enfant à fermer les yeux et à écouter les sons qui l'entourent, le bruit du vent dans les arbres, le chant des oiseaux, le ronronnement d'une voiture qui passe. Demandez-lui ensuite de partager ce qu'il a entendu. Cette activité simple peut aider l'enfant à se concentrer sur le moment présent et à se déconnecter de ses préoccupations.

Une autre activité populaire est la "méditation de la bulle". Invitez l'enfant à imaginer qu'il est à l'intérieur d'une bulle de savon géante. Il peut voir toutes ses préoccupations et tous ses soucis à l'extérieur de la bulle, mais ils ne peuvent pas l'atteindre. Cette image peut aider l'enfant à se détacher de ses préoccupations et à trouver un sentiment de calme et de sécurité.

La méditation peut être un outil précieux pour le développement mental des enfants. Elle peut les aider à apaiser leur esprit, à développer une meilleure conscience de soi et à améliorer leur concentration. Et, peut-être plus important encore, elle peut leur offrir un espace de calme et de tranquillité dans leur vie souvent agitée. Alors, pourquoi ne pas l'essayer avec votre enfant aujourd'hui ?

La neurologie du yoga : ce qui se passe dans le cerveau de l'enfant

Si vous avez déjà pratiqué le yoga, vous connaissez probablement ce sentiment de calme et de clarté que vous ressentez après une séance. Vous vous sentez centré, ancré, peut-être même un peu plus heureux. Mais que se passe-t-il réellement dans le cerveau lorsque vous faites du yoga ? Et qu'est-ce que cela signifie pour les enfants qui pratiquent le yoga ?

Avant de plonger dans la science, rappelons-nous une chose : la recherche sur la neurologie du yoga en est encore à ses débuts. Cela dit, les études existantes offrent des indices intéressants sur ce qui pourrait se passer dans le cerveau lorsqu'on pratique le yoga.

Une des découvertes clés est que le yoga semble affecter le système nerveux autonome, une partie du système nerveux qui contrôle les fonctions corporelles involontaires comme la respiration, la digestion et la fréquence cardiaque. Plus précisément, le yoga semble stimuler le système nerveux parasympathique, qui est responsable de la "réponse de relaxation" du corps. Cela pourrait expliquer pourquoi le yoga nous aide à nous sentir plus calmes et détendus.

Une autre découverte intéressante est liée à la structure du cerveau. Des recherches suggèrent que la pratique régulière du yoga pourrait augmenter la taille de certaines régions cérébrales associées à la mémoire de travail, à la prise de décision et à la régulation émotionnelle, comme le cortex préfrontal et l'hippocampe.

De plus, le yoga semble avoir un impact positif sur le niveau de certaines substances chimiques dans le cerveau. Par exemple, des recherches suggèrent que la pratique du yoga pourrait augmenter les niveaux de GABA, un neurotransmetteur qui aide à réguler le système nerveux et qui joue un rôle clé dans l'humeur et l'anxiété.

Alors, qu'est-ce que cela signifie pour les enfants ? Eh bien, imaginez un enfant qui pratique régulièrement le yoga. Grâce à cette pratique, son système nerveux parasympathique est stimulé, ce qui l'aide à se sentir plus calme et détendu. Son cortex préfrontal et son hippocampe pourraient devenir plus grands, ce qui pourrait améliorer sa mémoire de travail et sa prise de décision. Et ses niveaux de GABA pourraient augmenter, ce qui pourrait l'aider à se sentir plus heureux et moins anxieux.

En d'autres termes, le yoga pourrait aider à former le cerveau des enfants d'une manière qui favorise leur bien-être mental et leur développement cognitif. C'est une perspective excitante, n'est-ce pas ?

Bien sûr, la recherche sur la neurologie du yoga en est encore à ses débuts et nous avons encore beaucoup à apprendre. Mais les découvertes existantes offrent un aperçu fascinant de ce qui pourrait se passer dans le cerveau lorsque nous faisons du yoga. Et elles renforcent l'idée que le yoga pourrait être un outil précieux pour aider les enfants à développer un esprit sain.

Yoga et estime de soi :
bâtir une image positive de soi

L'estime de soi est un élément crucial du développement mental de l'enfant. Une estime de soi positive peut améliorer l'efficacité de l'apprentissage, augmenter la résilience face aux défis et favoriser un développement social et émotionnel sain. À l'inverse, une faible estime de soi peut entraver la réussite scolaire, provoquer de l'anxiété et de la dépression et conduire à des problèmes comportementaux. C'est là que le yoga peut intervenir, offrant aux enfants un espace pour découvrir et apprécier leur corps, leurs compétences et leur potentiel intrinsèque.

Le yoga, par essence, est une pratique non compétitive qui met l'accent sur le voyage personnel plutôt que sur l'objectif final. Contrairement à d'autres activités physiques où le succès est souvent mesuré par la rapidité, la force ou la performance, le yoga valorise le processus, l'expérience vécue et le progrès personnel. Cette approche aide les enfants à se concentrer sur leur propre parcours, à apprécier leurs progrès et à célébrer leurs réussites, quel que soit leur niveau de compétence ou d'expérience.

L'une des merveilles du yoga est qu'il invite les enfants à explorer ce qu'ils peuvent faire maintenant, à accepter là où ils en sont et à s'enthousiasmer pour ce qu'ils pourraient être capables de faire à l'avenir. Chaque asana (posture) offre aux enfants une occasion de se défier eux-mêmes, d'expérimenter leurs limites et de se surprendre par leurs capacités. Lorsqu'ils parviennent à tenir une posture qu'ils pensaient impossible, ou lorsqu'ils arrivent à rester centrés et calmes lors d'une séquence difficile, ils découvrent leur force et leur résilience. Ces expériences peuvent contribuer à renforcer leur confiance en eux et leur estime de soi.

Par ailleurs, le yoga encourage une conscience corporelle positive. En apprenant à écouter et à respecter leur corps, les enfants développent une relation plus saine et plus respectueuse avec eux-mêmes. Ils apprennent à voir leur corps non pas comme un objet à être jugé ou critiqué, mais comme un précieux allié qui mérite d'être honoré et pris soin. Cette relation positive avec leur corps peut aider à instiller une image de soi positive et à combattre les influences négatives de la société qui peuvent miner l'estime de soi des enfants.

Enfin, le yoga offre aux enfants un espace pour l'introspection et l'auto-réflexion. Les pratiques de respiration et de méditation, en particulier, peuvent aider les enfants à se connecter à leurs pensées et à leurs sentiments, à reconnaître leurs forces et leurs talents, et à se voir comme des êtres valables et dignes. Cette capacité à se voir avec bienveillance et à s'accepter tel que l'on est, est un pilier fondamental de l'estime de soi.

En somme, le yoga peut offrir aux enfants un moyen puissant de bâtir une estime de soi saine et positive. En les aidant à se concentrer sur leur propre parcours, à apprécier leur corps, à se défier eux-mêmes, à se surprendre par leurs capacités et à se voir avec bienveillance, le yoga peut aider les enfants à développer une image de soi positive qui les soutiendra tout au long de leur vie.

Le yoga
dans le programme scolaire :
Éducation physique et bien-être

Pourquoi intégrer le yoga
dans le programme scolaire ?

L'éducation est bien plus que l'acquisition de connaissances académiques. C'est un processus holistique qui comprend le développement physique, mental, émotionnel et social d'un enfant. Il s'agit de former une personne bien équilibrée, capable de relever les défis de la vie avec confiance et résilience. Dans cette optique, intégrer le yoga dans le programme scolaire peut offrir de nombreux avantages.

Tout d'abord, le yoga peut contribuer au développement physique des enfants. Les postures de yoga aident à améliorer la force, la flexibilité, la coordination et l'équilibre. Elles stimulent aussi le système circulatoire, soutiennent le système immunitaire et favorisent un meilleur fonctionnement des systèmes respiratoire et digestif. Par ailleurs, la pratique régulière du yoga peut aider à prévenir l'obésité et les troubles musculosquelettiques, deux problèmes de santé de plus en plus courants chez les enfants d'aujourd'hui.

Ensuite, le yoga peut soutenir le développement mental et émotionnel des élèves. Comme nous l'avons vu dans les chapitres précédents, le yoga peut aider à améliorer la concentration, la mémoire et les capacités d'apprentissage. Il peut également favoriser la résilience émotionnelle, aider à gérer le stress et l'anxiété, et soutenir l'estime de soi et l'expression émotionnelle. Ces compétences sont essentielles pour la réussite scolaire, mais aussi pour le bien-être global des enfants.

De plus, le yoga offre une opportunité unique de promouvoir des valeurs telles que la patience, la persévérance, l'autodiscipline, le respect de soi et des autres, et l'harmonie entre le corps et l'esprit. Ces valeurs peuvent enrichir le caractère des élèves et favoriser un climat scolaire positif.

Enfin, l'intégration du yoga dans le programme scolaire peut favoriser l'inclusion et l'équité. Le yoga est une pratique accessible à tous, indépendamment de l'âge, du sexe, de la condition physique ou du niveau d'expérience. Cela signifie que tous les élèves, y compris ceux qui peuvent se sentir exclus ou désavantagés dans d'autres activités physiques, peuvent participer et bénéficier du yoga. En outre, comme le yoga ne demande pas de matériel coûteux ou d'installations spécifiques, il peut être pratiqué dans toutes les écoles, quels que soient leur budget ou leur emplacement.

En somme, intégrer le yoga dans le programme scolaire peut être une stratégie puissante pour soutenir le développement holistique des élèves, promouvoir des valeurs positives, et favoriser l'inclusion et l'équité. C'est une opportunité d'offrir aux enfants une expérience d'apprentissage enrichissante et bénéfique qui va bien au-delà des limites de la salle de classe.

Le yoga en salle de sport : une proposition révolutionnaire

Souvent, lorsqu'on pense à l'éducation physique à l'école, les images qui nous viennent à l'esprit sont celles de cours de sport animés, de compétitions sportives, de courses effrénées et de jeux d'équipe. Ces activités sont importantes pour le développement de l'endurance, de la coordination, de la force et de l'esprit d'équipe. Cependant, il y a un autre aspect du bien-être physique et mental que ces activités traditionnelles peuvent parfois négliger. C'est ici que le yoga peut jouer un rôle révolutionnaire.

En intégrant le yoga dans les cours d'éducation physique, nous proposons une approche holistique de la santé et du bien-être des élèves. Le yoga, en tant que pratique millénaire, va au-delà de l'aspect purement physique pour toucher aussi le mental et l'émotionnel. Il permet une introspection et un recentrage qui sont souvent absents dans les activités physiques traditionnelles.

Pensez-y : combien de fois avons-nous entendu parler d'élèves qui sont distraits, stressés, anxieux ou qui ont du mal à se concentrer en classe ? Le yoga offre un moyen de contrer ces problèmes. Les exercices de respiration, la méditation et les postures de yoga sont autant de moyens de calmer l'esprit, de soulager le stress et d'améliorer la concentration. Imaginez un cours d'éducation physique où les élèves commencent par quelques minutes de respiration profonde et de centrage, suivies de postures de yoga pour renforcer leur corps et leur esprit, et terminent par une méditation pour leur permettre de se reconnecter à eux-mêmes.

Le yoga en salle de sport, c'est aussi une manière d'inclure tous les élèves, quels que soient leur niveau de forme physique, leurs compétences ou leurs capacités. Les postures de yoga peuvent être adaptées et modifiées pour répondre aux besoins de chaque individu. Contrairement à certaines activités sportives où l'on peut se sentir exclu si l'on n'est pas suffisamment fort, rapide ou habile, le yoga met l'accent sur le progrès personnel plutôt que sur la compétition. Chaque élève peut évoluer à son rythme et selon ses capacités, sans se sentir jugé ou laissé pour compte.

En outre, le yoga en salle de sport peut favoriser un environnement d'apprentissage plus sain et plus positif. En apprenant à se concentrer sur le moment présent, à respecter leur corps et leur esprit, à travailler à leur propre rythme, les élèves peuvent développer une attitude plus positive envers eux-mêmes et envers les autres. Ils peuvent apprendre à gérer leurs émotions, à développer leur patience et leur persévérance, à pratiquer la bienveillance et l'acceptation, autant de compétences qui sont précieuses non seulement dans la salle de sport, mais aussi dans la vie.

Enfin, le yoga peut offrir une pause bienvenue dans la journée scolaire chargée des élèves. Un moment pour se détendre, se déstresser, se déconnecter de la pression des devoirs et des examens, et se reconnecter à eux-mêmes.

En somme, intégrer le yoga en salle de sport n'est pas simplement une proposition révolutionnaire, c'est une proposition nécessaire. C'est une opportunité d'offrir à nos élèves une éducation physique qui soutient leur bien-être global, qui favorise l'inclusion et la positivité, et qui leur donne les outils pour devenir des individus équilibrés, résilients et bien dans leur peau.

Les impacts du yoga
sur la performance académique

Penser au yoga comme une solution pour améliorer la performance académique peut paraître contre-intuitif, voire audacieux. Pourtant, il est possible que cette pratique ancienne ait une influence considérable sur l'apprentissage et la réussite des élèves.

Le lien entre le yoga et la performance académique s'ancre dans la capacité du yoga à influencer positivement l'esprit et le corps. Pour comprendre cela, il est crucial d'apprécier l'interconnexion entre la santé mentale, la santé physique et la performance scolaire.

Prenons un exemple concret : un enfant est anxieux avant un test important. Son esprit est encombré de pensées négatives, de doutes et de peurs. Sa respiration est rapide et peu profonde, son cœur bat la chamade. Il est clair que cet enfant n'est pas dans un état optimal pour réussir son test. Maintenant, imaginons que cet enfant ait été formé à des techniques de yoga. Il peut alors utiliser des techniques de respiration pour ralentir son rythme cardiaque, des postures pour libérer la tension dans son corps, et la méditation pour apaiser son esprit. Soudainement, l'enfant est plus calme, plus concentré et prêt à affronter son test avec confiance.

Mais comment cela se traduit-il scientifiquement ? Plusieurs études ont montré que le yoga peut avoir des effets significatifs sur des facteurs clés liés à la performance scolaire. Par exemple, la pratique régulière du yoga a été associée à une amélioration de la concentration, une aptitude essentielle pour l'apprentissage. Le yoga aide à calmer le « bavardage mental », ce qui permet aux élèves de se concentrer plus efficacement sur leurs tâches.

De plus, le yoga favorise la résilience émotionnelle. Il apprend aux enfants à naviguer à travers leurs émotions, à gérer le stress et à développer la patience. Ces compétences socio-émotionnelles sont essentielles pour la réussite scolaire. Un élève qui est capable de gérer efficacement le stress est moins susceptible de se sentir débordé par les devoirs ou les examens, et donc plus enclin à réussir.

Sur le plan physique, le yoga améliore la coordination, l'équilibre et la flexibilité, mais également la santé globale de l'élève, ce qui peut réduire les absences dues à la maladie et ainsi maximiser le temps d'apprentissage.

En outre, le yoga encourage une meilleure qualité de sommeil. Les techniques de relaxation et de méditation peuvent aider les enfants à dormir plus profondément et à se réveiller plus reposés, ce qui est essentiel pour la concentration, la mémorisation et l'apprentissage général.

Enfin, la pratique du yoga en classe peut améliorer la dynamique de la salle de classe et créer un environnement d'apprentissage plus positif. En favorisant l'harmonie, le respect mutuel et la conscience de soi, le yoga peut aider à créer un espace où les élèves se sentent en sécurité, respectés et prêts à apprendre.

Il est donc clair que le yoga a le potentiel de soutenir et d'améliorer la performance académique des enfants de manière holistique et profonde. Il ne s'agit pas simplement d'augmenter les notes des enfants, mais de les aider à devenir des apprenants confiants, résilients et équilibrés. Il s'agit de les préparer à être non seulement de meilleurs étudiants, mais aussi de meilleurs individus.

Expériences réussies : études de cas d'écoles pionnières

Tout autour du monde, des écoles avant-gardistes ont franchi le pas, intégrant le yoga dans leur curriculum pour récolter ses bienfaits. Ces écoles pionnières nous offrent des études de cas précieuses, démontrant comment le yoga peut être mis en œuvre efficacement et quel impact il peut avoir sur la vie des élèves.

Commençons par un exemple de l'Inde, le pays natal du yoga. À l'école Acharya Tulsi à Bikaner, l'introduction du yoga dans le programme d'éducation physique a été un grand succès. Les élèves commencent chaque journée par des séances de yoga collectives, suivies de méditation. Les enseignants ont remarqué une amélioration significative de la concentration des élèves, de leur performance académique et de leur comportement en classe. De plus, les élèves ont exprimé un sentiment accru de bien-être et de satisfaction.

Aux États-Unis, la Baltimore Holistic Life Foundation, une organisation à but non lucratif, a lancé un programme de yoga à plein temps dans une école publique locale. Les résultats ont été impressionnants. Les enseignants ont rapporté une réduction de l'agitation en classe et une amélioration de la participation des élèves. Le plus intéressant est peut-être l'effet qu'il a eu sur la discipline de l'école. Les visites au bureau du directeur pour mauvais comportement ont chuté de façon spectaculaire, et la suspension générale des élèves a été réduite.

Au Royaume-Uni, l'école primaire Calm for Kids a intégré le yoga et la méditation dans son programme de bien-être. Les sessions de yoga sont axées sur le jeu et l'interaction, tout en enseignant aux élèves des techniques de respiration et de relaxation. Les retours ont été extrêmement positifs, les enseignants notant une augmentation de la concentration des élèves, une amélioration de la régulation émotionnelle, et un environnement de classe plus harmonieux.

En Australie, le programme Yoga Tools For Schools Inc a été mis en œuvre avec succès dans plusieurs écoles, avec pour objectif d'intégrer le yoga dans la routine quotidienne de la classe. L'accent est mis sur des exercices de yoga simples que les enseignants peuvent utiliser à tout moment pendant la journée scolaire pour aider à gérer le stress, l'anxiété, et pour améliorer l'attention et la concentration.

Ces études de cas montrent qu'intégrer le yoga dans le programme scolaire n'est pas seulement faisable, mais qu'il peut avoir des résultats significatifs. Chaque école a une approche légèrement différente, adaptée à ses besoins et à sa communauté spécifiques. Cela démontre la flexibilité du yoga en tant qu'outil pédagogique, capable de s'adapter à divers contextes et cultures.

Cependant, une chose commune à toutes ces expériences réussies est l'engagement des enseignants et de la direction de l'école. Leur volonté de prendre des risques, d'essayer quelque chose de nouveau et de voir le potentiel du yoga pour améliorer l'éducation de leurs élèves a été la clé de leur succès.

Ces écoles pionnières sont des modèles, des exemples de ce qui est possible. Leur expérience nous montre que le yoga a sa place dans l'éducation moderne et peut jouer un rôle significatif dans le développement holistique des enfants.

Techniques de yoga adaptées aux enfants

Postures de yoga pour enfants : simplicité et amusement

Le yoga pour enfants est une aventure joyeuse et ludique. En revêtant un manteau d'amusement et de simplicité, les postures de yoga pour enfants peuvent transformer une pratique qui pourrait sembler intimidante pour certains en une activité accessible et passionnante pour tous.

Le caractère unique du yoga pour enfants réside dans l'adaptation des postures classiques du yoga pour qu'elles soient attrayantes et faciles à comprendre pour les jeunes esprits. Ces adaptations incluent souvent l'utilisation de noms d'animaux et de figures familières, ainsi que l'intégration d'histoires et de jeux pour aider les enfants à visualiser et à réaliser les postures.

Prenons par exemple la posture de l'Arbre, une pose classique de yoga qui améliore l'équilibre et la concentration. Pour les enfants, l'enseignement de cette posture peut se transformer en une belle histoire où ils sont des arbres, plantant fermement leurs racines dans le sol et s'étirant vers le ciel. Ils peuvent même imaginer qu'ils sont secoués par le vent, testant leur équilibre tout en se divertissant.

La posture du Chat, une autre posture populaire, peut être transformée en une expérience interactive et amusante. Les enfants peuvent imiter le son d'un chat, ronronner pendant l'expiration et faire le dos rond pour s'étirer, comme un chat qui s'étire après une sieste.

Le Chien tête en bas est une autre posture qui, avec une touche d'imagination, peut devenir une expérience dynamique et agréable. Les enfants peuvent imaginer qu'ils sont un chien qui s'étire après une sieste ou se prépare à jouer.

En ajoutant une dimension de jeu et de créativité aux postures de yoga, les enfants sont plus susceptibles de rester engagés et de profiter de la pratique. Cela aide également à développer leur imagination, leur conscience de leur corps et leur coordination.

Il est important de noter que chaque enfant est unique et que l'adaptation des postures doit tenir compte des capacités individuelles. Le yoga pour enfants n'est pas une compétition. Chaque enfant doit se sentir à l'aise et capable de réaliser les postures à son rythme, en fonction de sa propre souplesse et de son niveau de confort.

Il est également essentiel d'encourager l'auto-compassion et la patience. Certains jours, une posture peut sembler facile, et d'autres jours, elle peut sembler plus difficile. C'est une occasion pour les enfants d'apprendre qu'il est normal de connaître des hauts et des bas, et que l'important est de persévérer et de rester positif.

Enfin, n'oublions pas l'importance de la respiration. Chaque posture de yoga doit être accompagnée d'une respiration consciente. Cela ajoute une dimension supplémentaire à la pratique, aidant les enfants à développer leur concentration et leur calme intérieur.

En somme, enseigner des postures de yoga aux enfants peut être une expérience enrichissante pour les enfants et les instructeurs. Avec une dose de créativité, de patience et d'amour, chaque séance de yoga peut devenir une aventure pleine d'amusement et de découverte.

Techniques de respiration : les fondements de la pratique

La respiration est la colonne vertébrale du yoga, le fil d'Ariane qui relie chaque posture, chaque mouvement, chaque moment de méditation. En apprenant à maîtriser leur respiration, les enfants apprennent non seulement à calmer leur esprit et à centrer leur attention, mais ils découvrent également un outil précieux pour gérer leur stress et leurs émotions au quotidien.

L'une des techniques de respiration les plus simples à enseigner aux enfants est la respiration abdominale. Cette technique encourage les enfants à respirer profondément dans leur ventre plutôt que de manière superficielle dans leur poitrine. Pour aider les enfants à comprendre ce concept, vous pouvez leur demander de placer une main sur leur ventre et de sentir leur main monter et descendre avec chaque respiration. Cette visualisation simple leur permet de mieux comprendre le mouvement de la respiration et les encourage à prendre des respirations plus profondes et plus calmes.

La technique de la "respiration carrée" est une autre méthode efficace qui peut aider à calmer l'esprit et à recentrer l'attention. Dans cette pratique, l'enfant est invité à imaginer un carré et à aligner sa respiration sur les quatre côtés de ce carré : inspiration, pause, expiration, pause. Cette technique peut être particulièrement utile pour les enfants qui ont du mal à se concentrer ou qui sont facilement distraits.

La "respiration du lion" est une technique de respiration amusante et énergique qui peut aider à libérer la tension et l'énergie retenue. Dans cette pratique, les enfants sont encouragés à inspirer profondément par le nez, puis à expirer avec force par la bouche, en imitant le rugissement d'un lion. Cette technique peut être un excellent moyen pour les enfants de se défouler et de se sentir plus ancrés et présents.

La respiration du ventre, également connue sous le nom de respiration diaphragmatique, est l'une des techniques les plus basiques mais également les plus puissantes. Pour l'enseigner aux enfants, vous pouvez utiliser l'imaginaire d'un ballon gonflant leur ventre à chaque inspiration, puis se dégonflant doucement à chaque expiration. Cette visualisation simple permet aux enfants de comprendre le mouvement de leur respiration et les aide à se concentrer.

La respiration en forme de 4-7-8, qui consiste à inspirer pendant 4 secondes, à retenir son souffle pendant 7 secondes et à expirer pendant 8 secondes, peut être adaptée aux enfants en utilisant l'imaginaire d'une abeille. Les enfants peuvent imaginer qu'ils sont une abeille recueillant le nectar pendant l'inspiration, reposant sur la fleur pendant la rétention, et rentrant à la ruche pendant l'expiration.

Il est important de rappeler que toutes ces techniques de respiration doivent être pratiquées avec soin et attention. Les enfants doivent toujours être encouragés à écouter leur corps et à respecter leurs limites. Si une technique de respiration provoque un inconfort ou une tension, il est préférable de revenir à une respiration naturelle et détendue.

En intégrant ces techniques de respiration dans la pratique du yoga pour enfants, nous offrons à nos jeunes yogis un outil précieux qu'ils pourront utiliser tout au long de leur vie. Non seulement ces techniques les aideront à approfondir leur pratique du yoga, mais elles leur donneront également les moyens de naviguer avec plus de confiance et de tranquillité dans le tumulte du monde qui les entoure.

Ainsi, la respiration devient bien plus qu'un simple exercice : elle devient un moyen d'établir un lien plus profond avec soi-même, de développer une meilleure conscience de soi et d'apprendre à gérer le stress et les émotions. Et c'est là, dans ce doux souffle qui monte et descend, que les enfants peuvent commencer à découvrir le véritable pouvoir du yoga.

Méditations adaptées aux enfants : un voyage intérieur

La méditation est un voyage intérieur qui ouvre la porte à une exploration de soi. Dans le tumulte de la vie moderne, il est de plus en plus essentiel d'offrir aux enfants un espace de tranquillité et de réflexion. Les méditations adaptées aux enfants sont un moyen puissant d'encourager cette exploration intérieure et d'offrir un antidote à la surstimulation de notre monde hyper-connecté.

L'introduction de la méditation aux enfants peut commencer par des exercices simples de prise de conscience corporelle. Un exemple populaire est la "méditation du scan corporel", où les enfants sont guidés à travers une exploration attentive de chaque partie de leur corps, en commençant par les orteils et en remontant jusqu'au sommet de la tête. Cette pratique encourage la présence et l'attention, et offre aux enfants une occasion précieuse de se connecter à leur corps et à leurs sensations internes.

Une autre technique de méditation adaptée aux enfants est la "méditation de la bulle de pensées". Dans cette pratique, les enfants sont invités à imaginer une bulle flottant au-dessus de leur tête. Chaque fois qu'une pensée apparaît, ils peuvent l'imaginer entrer dans la bulle et flotter hors de leur tête. Cette visualisation simple peut aider les enfants à comprendre que les pensées ne sont que des passagers temporaires de l'esprit, et qu'ils ont le pouvoir de les observer sans s'y accrocher.

La "méditation du calme intérieur" est une autre pratique puissante qui peut aider les enfants à trouver la paix et la tranquillité au milieu du chaos. Dans cette méditation, les enfants sont guidés à imaginer un endroit sûr et paisible à l'intérieur d'eux-mêmes. Cet endroit peut être réel ou imaginaire, mais l'important est qu'il soit associé à des sentiments de sécurité, de paix et de bonheur. Chaque fois qu'ils se sentent stressés ou débordés, ils peuvent retourner à cet endroit sûr dans leur imagination.

Il est important de noter que la méditation n'est pas une pratique de "correction" ou de contrôle de l'esprit. Au contraire, c'est une invitation à la curiosité, à l'observation et à l'acceptation de ce qui est présent dans l'expérience interne. En apprenant à accueillir leurs pensées et leurs sentiments sans jugement, les enfants développent une meilleure compréhension d'eux-mêmes et une plus grande résilience face aux défis émotionnels.

Dans ce voyage intérieur, les enfants découvrent qu'ils ont en eux un espace de tranquillité et de clarté qui est toujours accessible, peu importe ce qui se passe autour d'eux. Ils apprennent que le yoga n'est pas seulement une série de postures et de mouvements, mais aussi une pratique d'introspection et de découverte de soi.

En somme, la méditation offre un précieux cadeau aux enfants : l'opportunité de se connaître eux-mêmes de manière plus profonde et authentique. Et c'est dans cette connaissance de soi que réside le véritable pouvoir du yoga : le pouvoir de se connecter à soi-même, de se respecter et de s'aimer, avec tout ce que cela implique. C'est un voyage qui ne se termine jamais, mais qui s'enrichit à chaque pas.

Créer une séquence de yoga pour enfants : quelques exemples

L'élaboration d'une séquence de yoga pour enfants demande de la créativité, de l'adaptabilité et une compréhension profonde de la façon dont les enfants apprennent et se développent. Ce processus n'est pas seulement une question de sélection des poses, mais aussi de la création d'un environnement qui encourage l'exploration, la joie et la découverte.

Voici quelques exemples pour vous aider à commencer :

La séquence de l'aube

Cette séquence est conçue pour aider les enfants à se réveiller et à se préparer pour la journée. Elle commence par des étirements doux pour réveiller le corps, suivis de postures d'équilibrage pour stimuler la concentration et l'attention.

Salutation au soleil

Cette série de poses est un excellent moyen de commencer la journée. Elle favorise la flexibilité et la force tout en aidant à réveiller le corps.

Posture de l'arbre

Cette pose d'équilibrage favorise la concentration et l'attention tout en renforçant les jambes et le tronc.

Posture du guerrier

Cette pose puissante aide à renforcer le corps tout en favorisant la confiance en soi.

La séquence de la forêt

Cette séquence est inspirée par la nature et vise à favoriser la créativité et l'imagination. Les enfants sont encouragés à imaginer qu'ils sont dans une forêt, à explorer différents animaux et plantes à travers leurs poses.

Posture de l'arbre

Les enfants peuvent imaginer qu'ils sont des arbres dans une forêt, s'enracinant profondément dans le sol tout en atteignant le ciel.

Posture du cobra

En imitant le mouvement d'un serpent, les enfants peuvent travailler sur la flexibilité de leur colonne vertébrale tout en améliorant la force de leur tronc.

Posture du papillon

Cette pose douce permet aux enfants de se détendre et de se calmer, tout en travaillant sur la flexibilité de leurs hanches.

La séquence du soir

Cette séquence est conçue pour aider les enfants à se détendre et à se préparer au coucher. Elle comprend des postures douces et relaxantes, ainsi que des techniques de respiration pour calmer l'esprit.

Posture de la montagne

Cette pose simple mais puissante permet aux enfants de se sentir ancrés et stables, tout en favorisant la posture et l'alignement du corps.

Posture du chat-vache

Cette série de poses aide à étirer et à détendre le dos, tout en favorisant une respiration profonde et consciente.

Posture de l'enfant

Cette pose relaxante est un excellent moyen pour les enfants de se détendre et de se centrer avant le coucher.

Rappelez-vous, le plus important dans l'enseignement du yoga aux enfants est de le rendre amusant et accessible. Encouragez l'exploration et la découverte, et n'oubliez pas que chaque enfant est unique et qu'il est important de respecter leur propre rythme et leurs capacités. Avec ces principes à l'esprit, vous serez bien équipé pour créer des séquences de yoga enrichissantes et engageantes pour les enfants.

Intégrer le yoga dans la vie quotidienne de l'enfant

Faire du yoga une habitude : quand et où pratiquer

Le yoga, bien plus qu'une simple activité physique, est un mode de vie qui encourage l'équilibre, la présence et le bien-être. L'intégration du yoga dans la vie quotidienne de l'enfant peut sembler un défi, surtout dans notre monde moderne trépidant. Cependant, avec une approche flexible et créative, il est tout à fait possible de faire du yoga une habitude bénéfique et agréable pour l'enfant. Voyons comment, quand et où intégrer le yoga dans le quotidien de l'enfant.

Le matin

Faire du yoga le matin peut aider les enfants à se réveiller en douceur et à se préparer pour la journée à venir. Ils peuvent commencer par quelques étirements simples au réveil, suivis d'une série de salutations au soleil pour stimuler leur énergie. Si le temps le permet, faire du yoga à l'extérieur, dans le jardin ou sur un balcon, peut être une merveilleuse façon de commencer la journée en contact avec la nature.

Après l'école

La période après l'école peut être un excellent moment pour une séance de yoga plus longue. C'est un moment idéal pour aider les enfants à se détendre après une journée d'apprentissage et d'activité. Il peut être utile d'avoir un espace dédié au yoga à la maison, un endroit où l'enfant peut se concentrer et se détendre sans distractions. Il n'est pas nécessaire d'avoir beaucoup d'espace ou de matériel spécialisé, un tapis de yoga et un espace calme suffisent.

Avant le coucher

Le yoga peut également être un moyen efficace de calmer les enfants avant le coucher. Des postures douces, comme la posture de l'enfant ou la posture de la tortue, peuvent aider à détendre le corps et l'esprit. En outre, des techniques de respiration simples et des méditations guidées peuvent aider à instaurer une routine de sommeil apaisante.

Pendant les moments de stress

Le yoga peut être un outil précieux pour aider les enfants à gérer le stress et l'anxiété. Si un enfant est confronté à une situation stressante, comme un examen ou une dispute avec un ami, prendre quelques instants pour pratiquer des techniques de respiration ou une posture de yoga préférée peut l'aider à se calmer et à retrouver son équilibre.

N'importe où, n'importe quand

L'un des aspects les plus merveilleux du yoga est qu'il peut être pratiqué n'importe où et n'importe quand. Que ce soit lors d'un voyage, dans une salle d'attente ou lors d'une pause à l'école, quelques minutes de yoga peuvent avoir un impact significatif. Encouragez votre enfant à voir le yoga non pas comme une tâche ou une obligation, mais comme un moyen d'explorer son corps, de se connecter avec ses sentiments et de prendre soin de lui-même.

Faire du yoga une habitude demande du temps et de la patience. Commencez par de petites séances et augmentez progressivement la durée et l'intensité. L'important n'est pas la perfection, mais le processus d'apprentissage et de découverte. Avec le temps, l'enfant découvrira les bienfaits du yoga et pourra intégrer cette pratique dans sa routine quotidienne, contribuant ainsi à son bien-être physique, émotionnel et mental.

Le rôle des parents dans la pratique du yoga des enfants

En tant que parent, vous jouez un rôle essentiel dans la vie de votre enfant, un rôle qui s'étend également à leur pratique du yoga. En tant que guides et soutiens, vous pouvez aider à encourager, à cultiver et à façonner leur relation avec le yoga, en le rendant non seulement accessible, mais aussi significatif et plaisant. Voici quelques façons de s'engager dans la pratique du yoga de votre enfant.

Soyez un modèle

L'un des moyens les plus efficaces pour encourager un enfant à pratiquer le yoga est de montrer votre propre engagement envers cette discipline. Lorsqu'un enfant voit un parent pratiquer le yoga, cela devient une activité normale et intéressante. Votre engagement peut inspirer votre enfant à essayer et à intégrer le yoga dans sa propre routine.

Pratiquez ensemble

Pratiquer le yoga ensemble peut être une merveilleuse activité familiale, favorisant à la fois le bien-être et le lien familial. Que ce soit une séance de yoga matinale pour bien démarrer la journée, une pause yoga après l'école pour se détendre, ou une séance de yoga douce avant le coucher pour favoriser un bon sommeil, ces moments partagés peuvent être très bénéfiques pour tous.

Apprenez avec et auprès de votre enfant

Les enfants ont une manière unique de voir le monde et cela s'applique aussi au yoga. Ils peuvent vous enseigner de nouvelles perspectives et vous rappeler d'approcher la pratique avec un esprit ouvert et curieux. En même temps, en vous informant sur le yoga pour enfants, vous serez mieux à même de les soutenir et de comprendre leur pratique.

Encouragez la constance

Comme pour toute compétence, la constance est la clé du succès. Encouragez votre enfant à pratiquer régulièrement, même s'il ne s'agit que de quelques minutes par jour. Cela aidera à ancrer le yoga comme une partie intégrante de leur routine quotidienne et à favoriser les bénéfices à long terme de la pratique.

Fournir un espace sûr et confortable

Pour pratiquer le yoga, votre enfant a besoin d'un espace où il se sente en sécurité et à l'aise. Cela peut être une pièce spécifique de la maison, un coin de leur chambre ou même un espace extérieur. Le but est de créer un environnement où ils peuvent se concentrer, se détendre et être eux-mêmes.

Soyez attentif et à l'écoute

Chaque enfant est différent et aura donc une expérience différente du yoga. Soyez attentif aux réactions de votre enfant à différentes postures, techniques de respiration ou méditations. Ils pourraient adorer certaines pratiques et se sentir mal à l'aise avec d'autres. Votre soutien et votre écoute aideront votre enfant à trouver son propre chemin dans le yoga.

Le yoga a le potentiel d'être un outil précieux pour le développement et le bien-être de votre enfant. En tant que parent, votre rôle est d'accompagner et de soutenir leur découverte et leur pratique de cette discipline ancienne. Il est essentiel de se rappeler qe le yoga est un voyage, pas une destination. Il s'agit de la croissance, de l'exploration et du plaisir tout au long du parcours. Alors, prenez un tapis de yoga et embarquez avec votre enfant dans cette belle aventure du yoga pour enfants.

Yoga et routines quotidiennes : des idées pour tous les âges

L'un des aspects les plus merveilleux du yoga est sa souplesse, sa capacité à se fondre et à s'adapter à notre vie quotidienne. Il ne s'agit pas d'une activité qui doit être confinée à une salle de sport ou à une classe spécifique ; c'est une pratique que nous pouvons intégrer dans notre routine quotidienne, quel que soit notre âge. Voici quelques idées pour intégrer le yoga dans la routine quotidienne de votre enfant, de la petite enfance à l'adolescence.

Pour les tout-petits (2-4 ans)

À cet âge, le yoga doit être ludique et interactif. Utilisez des jouets ou des accessoires pour rendre les postures de yoga plus amusantes et engageantes. Par exemple, pendant le petit-déjeuner, proposez une "posture de l'arbre" en attendant le grille-pain ou une "posture du chat" tout en faisant rouler une petite balle. Avant le coucher, essayez une "posture de la montagne" pour se calmer ou une "posture de la lune" pour saluer la nuit.

Pour les enfants d'âge préscolaire (5-6 ans)

À cet âge, les enfants peuvent commencer à intégrer des séquences plus complexes et à utiliser le yoga pour explorer leurs émotions. Après l'école, proposez une séquence de yoga pour aider à la transition du mode scolaire au mode maison. Utilisez le yoga pour aider à exprimer des sentiments, comme une "posture du lion" pour évacuer la frustration ou une "posture du papillon" pour se sentir calme et heureux.

Pour les enfants d'âge scolaire (7-12 ans)

Les enfants d'âge scolaire peuvent bénéficier de l'utilisation du yoga pour gérer le stress et améliorer la concentration. Intégrez des séquences de yoga dans la routine matinale pour préparer le corps et l'esprit à la journée d'apprentissage à venir. Après l'école, utilisez le yoga comme une pause active pour aider à relâcher l'énergie accumulée et à réinitialiser le corps pour le reste de la journée. Avant le coucher, utilisez des postures relaxantes et des techniques de respiration pour favoriser un sommeil réparateur.

Pour les adolescents (13-18 ans)

Pour les adolescents, le yoga peut être un excellent outil pour gérer les défis uniques de cette période de la vie, comme la pression scolaire, les changements corporels et les tensions émotionnelles. Encouragez votre adolescent à commencer sa journée avec une pratique de yoga pour se concentrer et équilibrer son énergie. Après l'école, le yoga peut être utilisé comme une manière de se détendre et de décompresser. En soirée, le yoga peut aider à calmer l'esprit et à préparer le corps au sommeil.

Pour toute la famille

Le yoga en famille peut être une merveilleuse façon de passer du temps ensemble et de renforcer les liens. Planifiez une séance de yoga familiale une fois par semaine, peut-être le week-end, où chacun peut partager sa posture préférée et pratiquer ensemble. Vous pouvez aussi utiliser le yoga comme une activité de détente lors des vacances ou des occasions spéciales.

Rappelez-vous que chaque enfant est unique et que ce qui fonctionne pour un enfant peut ne pas fonctionner pour un autre. Soyez patient, restez flexible, et surtout, amusez-vous en explorant le yoga avec votre enfant.

Cultiver une culture yogique à la maison : conseils pratiques

Il est important de rappeler que le yoga est bien plus qu'une simple série de postures physiques. C'est une philosophie de vie qui englobe l'esprit, le corps et l'âme. Intégrer le yoga dans la vie quotidienne de votre enfant ne se limite donc pas à l'encourager à pratiquer des postures ou à méditer. Cela signifie aussi créer un environnement qui favorise les principes du yoga, tels que l'harmonie, l'équilibre, la paix et le respect de tous les êtres vivants. Voici quelques conseils pour cultiver une culture yogique à la maison.

Créez un espace dédié au yoga

Avoir un espace dédié à la pratique du yoga peut aider à créer une atmosphère qui favorise le calme et la concentration. Cela n'a pas besoin d'être une pièce entière, un coin de la chambre de votre enfant ou même un espace dans le salon peut suffire. Ajoutez des éléments qui favorisent la tranquillité et la concentration, comme des coussins confortables, des plantes d'intérieur, et peut-être une bougie non parfumée pour une ambiance douce.

Intégrez le yoga dans votre routine quotidienne

Comme mentionné précédemment, le yoga peut être intégré dans presque toutes les parties de la journée de votre enfant. De l'étirement du matin à la relaxation avant le coucher, en passant par des pauses de yoga après l'école, il existe de nombreuses façons d'intégrer le yoga dans la vie quotidienne.

Pratiquez le yoga en famille

Pratiquer le yoga ensemble en tant que famille est non seulement une merveilleuse activité de liaison, mais aussi une excellente façon de montrer à vos enfants que le yoga est une partie importante de votre vie. Cela peut également encourager les enfants à voir le yoga comme une activité normale et bénéfique.

Enseignez les principes du yoga

Au-delà des postures, le yoga implique aussi une série de principes éthiques, connus sous le nom de yamas et niyamas. Cela comprend des idées telles que la non-violence, la vérité, la non-cupidité, la pureté, le contentement et la discipline personnelle. Discutez de ces principes avec vos enfants et cherchez des moyens de les intégrer dans votre vie quotidienne.

Encouragez la curiosité et la pratique personnelle

Chaque enfant est différent et aura une approche différente du yoga. Encouragez vos enfants à explorer leur propre pratique du yoga, à poser des questions et à découvrir ce qui fonctionne le mieux pour eux. Le but n'est pas la perfection, mais plutôt l'exploration et l'expérience personnelle.

Utilisez des ressources adaptées aux enfants

Il existe une multitude de ressources disponibles pour aider à intégrer le yoga dans la vie quotidienne des enfants. Des livres, des vidéos, des applications, et même des jeux peuvent aider à rendre le yoga amusant et engageant pour les enfants.

Cultiver une culture yogique à la maison est un voyage, pas une destination. Il s'agit de créer un environnement qui favorise la croissance, la curiosité, l'harmonie et l'équilibre. Et rappelez-vous, le but n'est pas la perfection, mais la progression.

Témoignages :
Les enfants et parents partagent leurs expériences

Les enfants parlent : comment le yoga a changé leur vie

Le yoga peut avoir un impact considérable sur la vie des enfants, mais ne prenez pas seulement notre parole pour le vérifier. Écoutons plutôt directement des enfants qui ont intégré le yoga dans leur vie quotidienne. Leurs histoires inspirantes révèlent les multiples façons dont le yoga peut transformer la vie d'un enfant.

L'histoire d'Emma, 10 ans

"Avant que je commence le yoga, j'étais toujours stressée. Je m'inquiétais pour l'école, pour mes amis, pour tout. Puis, ma mère m'a inscrite à un cours de yoga pour enfants. Au début, je ne voulais pas y aller, mais après quelques séances, j'ai commencé à me sentir différente. J'étais plus calme, et je ne me sentais plus aussi stressée. Le yoga m'a appris à respirer et à me concentrer sur le moment présent. Maintenant, quand je suis stressée, je fais quelques postures de yoga ou je respire profondément, et je me sens beaucoup mieux."

L'expérience de Léo, 8 ans

"Lorsque j'ai commencé le yoga, j'étais le plus jeune de mon groupe. J'avais du mal à tenir certaines postures et je tombais souvent. Mais je n'ai pas abandonné. J'ai continué à pratiquer et à chaque fois, j'ai constaté que je devenais un peu meilleur. Le yoga m'a appris que ce n'est pas grave si je ne suis pas parfait du premier coup. L'important, c'est d'essayer et de s'améliorer à chaque fois. Maintenant, je suis plus fort et plus flexible, et je peux faire des postures que je n'aurais jamais imaginé pouvoir faire auparavant !"

Le témoignage de Maya, 12 ans

"Je suis une adolescente, et la vie peut parfois être difficile. Il y a beaucoup de pression pour être parfaite, pour réussir à l'école, pour être populaire. Le yoga m'a aidée à gérer tout cela. Quand je pratique le yoga, je me sens en paix avec moi-même. Je me sens bien dans ma peau, exactement comme je suis. Le yoga m'a appris à me respecter et à me donner de l'amour, et cela a vraiment changé ma vie."

L'expérience de Tom, 9 ans

"Je déteste être assis toute la journée à l'école. J'ai besoin de bouger et de me dépenser. Le yoga m'aide à canaliser mon énergie. Il me permet de bouger et de m'amuser, mais d'une manière qui me calme aussi. Et le meilleur de tout, c'est que je peux faire du yoga n'importe où, n'importe quand. Parfois, je fais même du yoga pendant les récréations à l'école !"

Ces témoignages sont une illustration vivante du pouvoir du yoga pour les enfants. Ces enfants, comme tant d'autres, ont découvert dans le yoga un outil précieux pour gérer le stress, développer leur confiance en eux, améliorer leur concentration, et simplement se sentir mieux dans leur peau. Alors, pourquoi ne pas donner à vos enfants la chance d'expérimenter ces bienfaits par eux-mêmes ?

Les parents témoignent : voir la transformation de leurs enfants

Non seulement le yoga a un effet indéniable sur les enfants eux-mêmes, mais il touche aussi ceux qui les entourent. Les parents, en particulier, ont été témoins des transformations extraordinaires que le yoga a provoquées chez leurs enfants. Voici quelques histoires de parents qui ont vu leurs enfants s'épanouir grâce au yoga.

Le témoignage de Mme. Dupont, mère de Emma, 10 ans

"Emma a toujours été une enfant anxieuse. Les inquiétudes semblaient la submerger et cela nous brisait le cœur. Quand nous avons entendu parler du yoga pour enfants, nous avons décidé de l'essayer, sans trop d'attentes. À notre grande surprise, Emma a immédiatement adoré. Elle a commencé à utiliser les techniques de respiration qu'elle apprenait lorsqu'elle se sentait stressée. J'ai vu ma fille apprendre à calmer son esprit et à gérer son anxiété de manière productive. C'est une transformation que je n'aurais jamais cru possible."

L'histoire de M. Martin, père de Léo, 8 ans

"Quand Léo a commencé le yoga, il était un peu maladroit et avait du mal à rester en équilibre. Mais il a persisté. En tant que parent, il a été incroyable de voir son dévouement et sa détermination. Il a appris qu'il ne doit pas se décourager s'il ne réussit pas immédiatement. C'est une leçon précieuse qui s'applique à bien d'autres aspects de la vie. Je suis tellement fier de la persévérance et de la résilience de Léo."

Le regard de Mme. Deschamps, mère de Maya, 12 ans

"Maya est dans cette phase délicate de l'adolescence où l'estime de soi peut être fragile. Lorsque nous avons introduit le yoga dans sa vie, nous avons remarqué un changement marqué dans sa confiance en elle. Elle est devenue plus en phase avec elle-même, plus consciente de son corps et plus respectueuse de ses limites. Le yoga lui a enseigné l'importance de l'auto-compassion, ce qui est un cadeau incroyable pour une jeune fille de son âge."

L'expérience de M. et Mme. Leroux, parents de Tom, 9 ans

"Tom est un enfant très actif, et il a toujours du mal à rester en place. Quand nous avons introduit le yoga, nous avons été surpris de voir combien il aimait cela. Le yoga a donné à Tom un moyen sain de canaliser son énergie. Il est devenu plus calme, plus concentré, et a même commencé à faire du yoga à l'école pendant les récréations. En tant que parents, c'est une joie de le voir trouver une activité qui lui convient et qui lui apporte tant de bénéfices."

Ces témoignages montrent l'impact profond que le yoga peut avoir sur la vie des enfants et de leurs familles. En tant que parents, il est incroyablement gratifiant de voir nos enfants grandir et évoluer de manière saine et heureuse. En intégrant le yoga à leur vie quotidienne, nous leur offrons des outils précieux qu'ils pourront utiliser tout au long de leur vie.

Les éducateurs partagent : le yoga dans la salle de classe

L'impact du yoga ne se limite pas aux maisons des enfants qui le pratiquent. Il a également des répercussions significatives dans les salles de classe, comme le rapportent les enseignants qui ont intégré cette pratique à leur enseignement. Voici quelques témoignages d'éducateurs qui ont vu de première main comment le yoga peut transformer une salle de classe.

Le témoignage de Mme. Rivière, enseignante en CE2

"Dès que j'ai introduit le yoga dans ma classe, j'ai remarqué un changement d'attitude chez mes élèves. Ils semblaient plus concentrés, plus attentifs et, de manière générale, plus sereins. Nous commençons chaque journée par quelques minutes de yoga, et cela a vraiment transformé l'atmosphère de la classe. Les élèves semblent plus prêts à apprendre et plus en mesure de gérer leurs émotions."

L'histoire de M. Lefèvre, professeur de collège

"J'étais sceptique quand on m'a proposé d'introduire le yoga dans mes cours de sport. Je ne voyais pas comment cela pourrait être bénéfique pour mes élèves. Mais j'ai été agréablement surpris. Le yoga a aidé mes élèves à développer leur endurance, leur souplesse et leur équilibre. Mais plus important encore, il leur a enseigné l'importance de la persévérance et de l'auto-discipline. Ce sont des leçons qui, je l'espère, leur seront utiles bien au-delà de la salle de sport."

Le regard de Mme. Bertrand, directrice d'école primaire

"En tant que directrice d'école, j'ai toujours cherché des moyens d'améliorer le bien-être de mes élèves. Quand j'ai entendu parler du yoga pour enfants, j'ai décidé de l'essayer. Le changement a été remarquable. Les élèves semblent plus heureux, plus calmes et plus en mesure de gérer leurs émotions. Le yoga est maintenant une partie intégrante de notre programme et je suis convaincue qu'il fait une énorme différence dans la vie de nos élèves."

L'expérience de M. Durand, professeur des écoles en ZEP

"Dans la Zone d'Education Prioritaire où j'enseigne, les élèves sont souvent confrontés à des défis de taille. J'ai introduit le yoga dans ma classe pour voir s'il pourrait aider mes élèves à gérer leur stress et à se concentrer sur leurs études. Le résultat a été incroyable. Non seulement les élèves adorent les séances de yoga, mais ils ont aussi montré une amélioration significative de leurs performances scolaires et de leur gestion du stress."

Ces histoires montrent l'impact profond que le yoga peut avoir dans le monde de l'éducation. Que ce soit en améliorant la concentration des élèves, en les aidant à gérer le stress, ou simplement en leur apportant un moment de calme dans leur journée, le yoga a prouvé être un outil précieux pour les éducateurs. Au-delà des avantages physiques, le yoga dans la salle de classe peut favoriser une atmosphère de respect, de patience et d'empathie, des valeurs essentielles pour toute communauté d'apprentissage.

Doutes, défis et victoires : le yoga pour enfants dans le monde réel

Le voyage vers l'adoption du yoga pour enfants n'est pas toujours linéaire. Il y a des défis, des doutes et des moments de triomphe en cours de route. Voici quelques expériences partagées par les parents, les éducateurs et les enfants eux-mêmes, décrivant leurs parcours dans le monde du yoga pour enfants.

Les doutes de Mme. Delacroix, une mère de trois enfants

"Quand j'ai entendu parler du yoga pour enfants pour la première fois, j'étais sceptique. Mes enfants étaient déjà si actifs, comment pourraient-ils rester tranquilles pendant une séance de yoga ? Mais j'ai été agréablement surprise de voir à quel point ils adoraient les postures de yoga et les histoires qui les accompagnaient. Ils étaient captivés et, ce qui est plus important, ils semblaient plus calmes et plus concentrés après chaque séance."

Les défis rencontrés par M. Toure, enseignant en primaire

"Introduire le yoga dans ma classe a été un défi. Certains de mes collègues n'étaient pas convaincus de sa valeur, et certains parents étaient sceptiques. Mais j'ai persisté. J'ai organisé des ateliers pour les parents, afin qu'ils puissent voir par eux-mêmes les bienfaits du yoga. Petit à petit, les doutes ont commencé à se dissiper."

Les victoires de Clara, une élève de CM1

"J'ai toujours eu du mal à me concentrer en classe. Mais depuis que je fais du yoga, j'ai remarqué que je peux rester concentrée plus longtemps. J'aime aussi le fait que le yoga me donne un moment pour me calmer et me détendre."

L'expérience de M. et Mme. Dupont, parents de jumeaux

"Nos jumeaux ont toujours été très énergiques et avaient du mal à se calmer. Nous avons décidé d'essayer le yoga comme un moyen de les aider à canaliser leur énergie de manière positive. Les résultats ont été incroyables. Non seulement ils aiment faire du yoga, mais ils ont aussi appris à utiliser les techniques de respiration pour se calmer lorsqu'ils sont agités."

Les succès de Mme. Simon, professeur de yoga pour enfants

"Il y a toujours des défis à enseigner le yoga aux enfants. Chaque enfant est différent, et ce qui fonctionne pour l'un peut ne pas fonctionner pour l'autre. Mais voir un enfant trouver le calme et la concentration grâce au yoga est l'une des choses les plus gratifiantes que je connaisse."

Ces histoires montrent que le chemin vers l'adoption du yoga pour enfants n'est pas toujours facile. Il y a des doutes et des défis à surmonter. Mais au bout du compte, les victoires, grandes et petites, font de tout cela un voyage qui vaut la peine d'être entrepris. Le yoga pour enfants a le pouvoir de transformer les vies, une posture à la fois. Et chaque victoire, chaque enfant qui trouve le calme et la concentration, chaque parent qui voit son enfant s'épanouir, est une affirmation de l'impact profond que le yoga peut avoir sur nos enfants.

Le futur du yoga pour enfants :
perspectives et réflexions

Les avancées scientifiques
et leur impact sur le yoga pour enfants

L'histoire du yoga pour enfants se conjugue parfaitement avec l'évolution de notre compréhension scientifique du corps et de l'esprit humains. Au fur et à mesure que la science avance, nous découvrons de nouvelles façons d'incorporer le yoga dans l'éducation et le développement des enfants. Dans ce contexte, je tiens à partager quelques réflexions sur la manière dont les avancées scientifiques actuelles et futures peuvent influencer la pratique du yoga pour enfants.

La science de la neuroplasticité

La neuroplasticité, ou la capacité du cerveau à se remodeler en réponse à l'expérience et à l'apprentissage, est un concept clé qui a révolutionné notre compréhension du développement du cerveau. Des études ont montré que le yoga et la méditation peuvent favoriser la neuroplasticité, en aidant à créer de nouvelles connexions neuronales et à renforcer les existantes. Cette recherche nous donne une nouvelle perspective sur la façon dont le yoga peut aider les enfants à développer des compétences essentielles comme la concentration, la régulation émotionnelle et la résilience.

La biologie du stress

La recherche moderne sur le stress a mis en évidence l'impact du stress chronique sur le corps et l'esprit, en particulier dans le développement de l'enfant. Nous comprenons maintenant que le yoga peut jouer un rôle clé dans la régulation du système de réponse au stress, en aidant à réduire les niveaux de cortisol, l'hormone du stress, et à favoriser la relaxation et le bien-être. Cette connaissance pourrait transformer la façon dont nous utilisons le yoga comme outil pour aider les enfants à faire face aux défis et au stress de la vie quotidienne.

L'imagerie par résonance magnétique (IRM) fonctionnelle

L'IRMf, qui permet de visualiser l'activité du cerveau en temps réel, a révélé des changements significatifs dans le cerveau lors de la pratique du yoga et de la méditation. Par exemple, la pratique régulière du yoga a été associée à une augmentation de l'activité dans le cortex préfrontal, une zone du cerveau impliquée dans les fonctions exécutives comme la prise de décision, l'attention et la régulation émotionnelle. À mesure que notre capacité à examiner le cerveau en action s'améliore, nous pourrons mieux comprendre comment le yoga influence le cerveau des enfants et comment maximiser ses avantages.

La génétique du comportement

La science progresse également dans la compréhension du lien entre nos gènes et notre comportement. Des études suggèrent que nos expériences, y compris la pratique du yoga, peuvent en fait influencer l'expression de nos gènes. Bien que ce domaine de recherche en soit à ses débuts, il ouvre la voie à des perspectives fascinantes sur la façon dont le yoga peut influencer notre biologie au niveau le plus fondamental.

Ces avancées scientifiques ne sont que quelques exemples de la façon dont la science éclaire notre compréhension du yoga pour enfants. À mesure que nous continuons à découvrir les mystères du corps et de l'esprit humains, nous découvrirons sans aucun doute de nouvelles façons de maximiser les avantages du yoga pour nos enfants. C'est un voyage passionnant, et je suis ravi de voir où il nous mènera dans les années à venir.

Comment les technologies peuvent-elles enrichir la pratique du yoga ?

Vivant à une époque où la technologie fait partie intégrante de notre vie quotidienne, nous ne pouvons ignorer son influence potentielle sur la pratique du yoga, en particulier pour les enfants. Il est nécessaire d'adopter une approche réfléchie, en tenant compte de la manière dont la technologie peut enrichir la pratique du yoga sans compromettre son essence. Voici quelques façons dont la technologie pourrait être intégrée de manière significative et bénéfique.

Ressources en ligne et applications de yoga

L'Internet est une mine de ressources pour le yoga pour enfants. Des vidéos instructives aux applications de yoga conçues spécifiquement pour les enfants, ces outils peuvent aider à rendre la pratique du yoga plus accessible et attrayante. Par exemple, certaines applications utilisent des jeux et des défis pour encourager les enfants à pratiquer le yoga régulièrement. D'autres offrent des séquences de yoga personnalisées basées sur l'âge, le niveau d'expérience et les objectifs de l'enfant.

Réalité virtuelle et augmentée

La réalité virtuelle et augmentée offre des possibilités passionnantes pour l'avenir du yoga pour enfants. Imaginons des cours de yoga où les enfants peuvent visualiser leur corps en mouvement, en temps réel, pour mieux comprendre et ajuster leur alignement. Ou encore, des séances de méditation où les enfants peuvent s'immerger dans des environnements apaisants et inspirants pour favoriser la relaxation et la concentration.

Dispositifs portables et biofeedback

Des dispositifs portables peuvent suivre les indicateurs physiologiques comme la fréquence cardiaque et la respiration, fournissant un retour d'information en temps réel qui peut aider les enfants à comprendre et à réguler leur corps. Ce biofeedback peut être particulièrement utile pour enseigner des techniques de respiration et de relaxation. De plus, des gadgets comme les montres connectées peuvent aider à instaurer une routine de yoga régulière en rappelant aux enfants l'heure de leur pratique quotidienne.

Plateformes de médias sociaux et communautés en ligne

Les plateformes de médias sociaux et les communautés en ligne peuvent également jouer un rôle dans l'encouragement de la pratique du yoga chez les enfants. Les groupes de yoga pour enfants en ligne peuvent offrir un espace pour le partage d'expériences, de conseils et de soutien.

Intelligence artificielle et apprentissage automatique

L'intelligence artificielle et l'apprentissage automatique pourraient également transformer la façon dont nous enseignons le yoga aux enfants. Par exemple, un logiciel d'apprentissage automatique pourrait analyser les mouvements d'un enfant et donner des conseils personnalisés pour améliorer sa posture ou sa technique.

Il est important de noter que l'utilisation de la technologie dans la pratique du yoga doit toujours être axée sur l'amélioration de l'expérience de l'enfant et non sur la substitution de l'interaction humaine ou de l'enseignement en personne. La technologie peut être un outil précieux, mais elle ne remplacera jamais la guidance d'un enseignant qualifié, l'énergie d'une classe en personne, ou le pouvoir du toucher et de la connexion humaine.

À l'avenir, il sera passionnant de voir comment les innovations technologiques continueront d'enrichir la pratique du yoga pour enfants. Cependant, quelle que soit l'évolution de la technologie, l'objectif principal du yoga restera toujours le même : favoriser la connexion de l'enfant à lui-même, aux autres et au monde qui l'entoure.

Vers un monde où chaque enfant a accès au yoga : obstacles et opportunités

La vision d'un monde où chaque enfant a accès au yoga peut sembler utopique à première vue, mais avec l'évolution de notre compréhension des bénéfices du yoga pour les enfants, cette vision semble de moins en moins hors d'atteinte. Cependant, il existe encore de nombreux obstacles à surmonter et aussi des opportunités à saisir pour atteindre cet objectif.

Obstacles :

Manque de sensibilisation

Malgré la popularité croissante du yoga, de nombreuses personnes, y compris des éducateurs et des parents, n'ont pas encore pleinement conscience des bénéfices du yoga pour les enfants. Cette lacune dans la sensibilisation peut être attribuée à un manque d'information accessible et crédible sur le sujet.

Résistance culturelle et religieuse

Dans certaines cultures et communautés, le yoga est encore mal compris et peut être perçu comme étant en contradiction avec certaines croyances religieuses ou valeurs culturelles. Cette résistance peut être surmontée grâce à une éducation respectueuse et sensible à la culture.

Manque de ressources

Dans de nombreuses écoles et communautés, le manque de ressources et de financement peut constituer un obstacle à l'intégration du yoga. Les écoles peuvent ne pas avoir les moyens de payer des instructeurs de yoga qualifiés, et il peut également être difficile de trouver un espace adéquat pour la pratique du yoga.

Formation et certification des enseignants

Il est essentiel que les enfants apprennent le yoga de manière sûre et appropriée à leur âge. Cependant, tous les enseignants de yoga ne sont pas formés pour travailler spécifiquement avec les enfants. Il peut être difficile de trouver des programmes de formation en yoga pour enfants de haute qualité et abordables.

Opportunités :

Intégration dans les programmes scolaires

De plus en plus d'écoles reconnaissent les bénéfices du yoga pour les enfants et sont prêtes à l'intégrer dans leur programme. L'éducation physique, les cours de bien-être, et même le temps de pause pourraient être des moments propices pour intégrer le yoga.

Partenariats communautaires

Les écoles et les communautés peuvent s'associer avec des studios de yoga locaux ou des organisations à but non lucratif qui offrent des programmes de yoga pour enfants. Ces partenariats peuvent aider à surmonter les obstacles liés aux ressources et à la formation des enseignants.

Technologie

Comme mentionné précédemment, la technologie offre de nombreuses opportunités pour rendre le yoga plus accessible aux enfants. Les ressources en ligne, les applications et même la réalité virtuelle pourraient aider à éliminer les obstacles géographiques et financiers à la pratique du yoga.

Recherche et validation scientifique

La recherche sur les bénéfices du yoga pour les enfants est en constante évolution. À mesure que de plus en plus d'études valident les bénéfices du yoga pour les enfants, cela pourrait aider à surmonter les résistances et à promouvoir une plus grande acceptation du yoga dans les écoles et les communautés.

Chaque obstacle rencontré est en réalité une opportunité de promouvoir le yoga pour les enfants de manière plus efficace et plus inclusive. En s'appuyant sur ces opportunités et en s'efforçant de surmonter les obstacles, nous pouvons nous rapprocher de la vision d'un monde où chaque enfant a accès au yoga.

Le rôle du yoga pour enfants dans la construction d'une société plus consciente et empathique

Le yoga, au-delà de ses bénéfices individuels pour le corps et l'esprit, a le potentiel de jouer un rôle essentiel dans la construction d'une société plus consciente et empathique. Le yoga pour enfants, en particulier, peut être l'un des outils les plus puissants pour façonner les générations futures et créer une société qui valorise l'empathie, la conscience de soi et des autres, et le respect mutuel. Voici comment cela peut se produire.

Le yoga enseigne aux enfants l'importance de la conscience de soi. Les postures, la respiration, la méditation, toutes ces pratiques du yoga encouragent une présence attentive, une écoute interne, une connaissance de soi. Les enfants apprennent à comprendre leurs corps, leurs pensées, leurs émotions, à les accueillir sans jugement, à se connecter avec leurs besoins internes et à les respecter. Cette conscience de soi est la première étape vers une plus grande conscience des autres et de l'interdépendance de tous les êtres.

Le yoga renforce aussi l'empathie. L'écoute de soi favorise l'écoute des autres. Les enfants qui pratiquent le yoga apprennent à ressentir, à reconnaître et à respecter leurs émotions et leurs limites, ce qui les rend plus aptes à comprendre et à respecter les sentiments et les limites des autres. De plus, beaucoup de pratiques de yoga pour enfants incorporent des éléments de coopération et de respect mutuel, favorisant la création d'une communauté soudée et consciente de l'importance de chaque individu.

La pratique du yoga offre également une occasion précieuse de cultiver le calme et la paix intérieure. Dans un monde de plus en plus bruyant et stressant, le yoga peut aider les enfants à trouver un espace de quiétude et d'équilibre. En apprenant à cultiver ce calme intérieur, ils peuvent mieux gérer le stress, l'anxiété, et les conflits, et contribuer à créer un environnement plus paisible autour d'eux.

Enfin, le yoga enseigne l'importance du respect, respect de soi, respect des autres, respect de l'environnement. Par le yoga, les enfants apprennent que tous les êtres sont interconnectés et que chaque action a un impact. Cette prise de conscience peut les encourager à agir de manière plus respectueuse et responsable, non seulement envers eux-mêmes et les autres, mais aussi envers la planète.

Il est important de noter que tous ces bénéfices dépendent d'une pratique du yoga adaptée aux enfants, respectueuse de leurs besoins et de leur développement. Un enseignement de qualité, des pratiques ludiques et significatives, et un environnement bienveillant sont essentiels pour que les enfants puissent tirer pleinement profit du yoga.

En définitive, intégrer le yoga dans l'éducation des enfants, c'est investir dans un avenir plus conscient et plus empathique. C'est donner aux enfants les outils pour devenir des adultes respectueux, responsables, bienveillants, capables de prendre soin d'eux-mêmes, des autres, et de la planète. C'est, en somme, semer les graines d'une société plus harmonieuse.

Conclusion

La lumière que nous avons projetée sur le yoga pour enfants au cours de ce livre révèle une pratique profondément riche et transformative, bien au-delà d'une simple forme d'exercice physique. Le yoga pour enfants est un outil puissant pour le développement holistique des enfants, touchant chaque aspect de leur être, physique, émotionnel et mental. En outre, son impact dépasse l'individu pour influencer positivement la famille, la communauté et, potentiellement, la société dans son ensemble.

Ce livre offre une opportunité pour une réflexion approfondie sur l'importance et l'impact du yoga pour enfants. L'un des aspects clés du yoga pour enfants est sa capacité à favoriser une conscience de soi précoce. Les enfants apprennent non seulement à connaître leur corps et à en respecter les limites, mais aussi à reconnaître et à gérer leurs émotions. Ce sont des compétences essentielles qui les aideront tout au long de leur vie.

L'intégration du yoga dans le programme scolaire offre une opportunité unique d'encourager un environnement d'apprentissage plus sain et plus équilibré. Le yoga n'est pas simplement une activité physique ; il enseigne des techniques de respiration et de méditation, aide à améliorer la concentration et la capacité d'apprentissage, et favorise une meilleure gestion du stress et de l'anxiété.

La science soutient de plus en plus ces bénéfices. Les études montrent que la pratique régulière du yoga peut avoir un impact positif sur la physiologie, la neurologie et la psychologie de l'enfant. Ces recherches renforcent le potentiel du yoga comme outil précieux pour soutenir le développement de l'enfant.

Néanmoins, comme toute pratique, le yoga pour enfants doit être adapté aux besoins spécifiques de chaque enfant. C'est pourquoi il est crucial d'adopter une approche centrée sur l'enfant, qui respecte le rythme individuel de chaque enfant et encourage une pratique sécuritaire.

L'importance du rôle des parents dans la pratique du yoga des enfants a également été soulignée. En soutenant et en encourageant leurs enfants, les parents peuvent contribuer à créer un environnement propice à une pratique régulière.

Au-delà de la pratique individuelle, intégrer le yoga dans la vie quotidienne peut aider à instaurer des routines saines et à créer une culture de bien-être à la maison. Que ce soit par le biais de postures simples au réveil, de techniques de respiration pour se calmer avant le coucher, ou de méditations guidées pour aider à la relaxation, le yoga peut devenir une partie intégrante du quotidien.

En regardant vers l'avenir, nous devons continuer à défendre l'accessibilité du yoga pour tous les enfants. Malgré les obstacles, il y a aussi d'énormes opportunités. L'évolution de la technologie, par exemple, a le potentiel d'enrichir la pratique du yoga, en la rendant plus accessible et interactive.

Enfin, il est important de rappeler que le yoga pour enfants n'est pas seulement bénéfique pour les enfants eux-mêmes, mais aussi pour la société dans son ensemble. En aidant les enfants à développer une conscience de soi, une gestion émotionnelle, une concentration et une résilience, nous les aidons à devenir des adultes plus conscients, plus empathiques et plus équilibrés. Et c'est ainsi que nous construisons une société plus consciente et empathique.

C'est une pratique profonde qui favorise le bien-être holistique, soutient le développement de l'enfant et a le potentiel de transformer nos écoles, nos foyers et notre société. Embrassons cette pratique et encourageons chaque enfant à découvrir les nombreux bienfaits du yoga.

Le yoga pour enfants est bien plus qu'une tendance ou une activité de loisir ; c'est une voie vers un développement plus complet, une éducation plus holistique, et une société plus harmonieuse. En tant que parents, éducateurs, ou simplement en tant que membres d'une communauté, nous avons tous un rôle à jouer dans la promotion et le soutien de cette pratique. Chaque enfant qui découvre le yoga est un pas de plus vers un monde plus conscient et plus aimant.

Il est maintenant temps d'agir. Que ce livre serve non seulement de guide mais aussi d'inspiration pour intégrer le yoga dans la vie des enfants autour de vous. Qu'il soit une invitation à explorer et à expérimenter, à apprendre et à grandir. Le futur du yoga pour enfants est entre nos mains. Le moment est venu de planter ces graines de conscience, de bien-être et d'amour, et de regarder fleurir une nouvelle génération d'enfants équilibrés, résilients et empathiques.

Réflexions essentielles

Le yoga pour enfants n'est pas une simplification du yoga pour adultes, mais une pratique adaptée et centrée sur l'enfant.

La pratique du yoga pour enfants, loin d'être une gymnastique douce, permet de développer une conscience de soi dès le plus jeune âge.

Le yoga pour enfants offre une approche holistique du développement, favorisant le bien-être physique, émotionnel et mental.

Au-delà des postures, le yoga enseigne aux enfants des techniques de respiration et de méditation, développant ainsi leur capacité à gérer le stress et l'anxiété.

En intégrant le yoga dans le programme scolaire, nous favorisons un environnement d'apprentissage plus sain et plus équilibré.

La science soutient le yoga pour enfants, montrant des impacts positifs sur la physiologie, la neurologie et la psychologie de l'enfant.

La pratique du yoga peut aider les enfants à renforcer leur estime de soi et à développer une image positive d'eux-mêmes.

Le yoga n'est pas un one-size-fits-all ; chaque enfant a son propre rythme et doit être respecté dans sa pratique.

Intégrer le yoga dans la vie quotidienne de l'enfant peut aider à créer des routines saines et à instaurer une culture de bien-être à la maison.

Le yoga pour enfants favorise la résilience émotionnelle, aidant les enfants à naviguer à travers les défis de la vie.

L'engagement des parents dans la pratique du yoga des enfants est crucial pour créer un environnement de soutien et d'encouragement.

Le yoga pour enfants a un impact positif sur la performance académique, améliorant la concentration et la capacité d'apprentissage.

La pratique du yoga aide à favoriser l'expression émotionnelle des enfants, leur donnant des outils pour comprendre et exprimer leurs sentiments.

Le yoga pour enfants est plus qu'une pratique physique, c'est un voyage intérieur vers la découverte de soi.

Avec des précautions et des recommandations appropriées, le yoga pour enfants peut être pratiqué en toute sécurité.

La technologie a le potentiel d'enrichir la pratique du yoga pour enfants, en le rendant plus accessible et interactif

Le yoga pour enfants joue un rôle crucial dans la construction d'une société plus consciente et empathique.

Le futur du yoga pour enfants repose sur l'accessibilité, permettant à chaque enfant de découvrir et de bénéficier de cette pratique.

Les témoignages d'enfants, de parents et d'éducateurs montrent l'impact transformationnel du yoga pour enfants dans la vie réelle.

En s'appuyant sur les avancées scientifiques, le yoga pour enfants continue à se développer et à s'affirmer comme une pratique essentielle pour le développement de l'enfant.

La collection de Polychromatic reflections Publishing

Ne manquez pas l'occasion d'enrichir votre bibliothèque et d'approfondir vos connaissances avec la **collection** de **Polychromatic reflections Publishing** en vente sur Amazon :

L'équilibre entre vie professionnelle et vie personnelle
Luna Whisper

Ce livre vous propose des stratégies pour créer un équilibre harmonieux entre vos responsabilités professionnelles et vos besoins personnels, pour une vie plus épanouissante et atteindre un bien-être durable. Il vous offre des conseils pratiques et des stratégies pour gérer votre temps, établir des priorités et développer des compétences. Idéal pour les professionnels et les personnes en quête d'une vie plus épanouissante.

La psychologie de la réussite financière : Comprendre les schémas mentaux qui mènent à la prospérité financière et comment les adopter
Owen Redford

Ce Guide Ultime vous dévoile un chemin différent pour comprendre la richesse et le succès financier et vous guide à travers un parcours unique en explorant des concepts souvent négligés pour vous aider à atteindre vos objectifs financiers. Que vous soyez un entrepreneur, un professionnel ou simplement quelqu'un qui cherche à améliorer sa situation financière, ce livre vous offre des conseils précieux et des réflexions inspirantes pour vous aider à naviguer dans le monde complexe de la réussite financière. Vous y découvrirez les secrets cachés de la réussite financière que les experts ne vous diront pas.

Finance Verte : Réussir Financièrement tout en Protégeant la Planète
Owen Redford

Le monde évolue rapidement, et l'investissement responsable est devenu un élément clé pour façonner un avenir plus durable et juste. Ce livre vous guide à travers ses multiples facettes en abordant les principes éthiques, les défis et les opportunités, ainsi que les tendances émergentes et les innovations dans le domaine. Il offre également des perspectives d'avenir et des aspirations pour un monde meilleur, en soulignant l'importance de la collaboration entre les différents acteurs et en invitant chacun à agir et à réfléchir sur son impact en tant qu'investisseur et citoyen du monde.

L'odyssée du crypto-navigateur : Le guide ultime pour s'installer dans un pays favorable aux crypto-monnaies !
Owen Redford

Découvrez le guide essentiel pour les professionnels de la crypto-monnaie qui cherchent à s'installer dans un pays favorable aux crypto-monnaies. Ce livre offre des conseils précieux, des analyses détaillées et des témoignages inspirants pour vous aider à prendre des décisions éclairées sur votre carrière et votre vie à l'étranger. Que vous soyez entrepreneur, investisseur, ou simplement intéressé par les opportunités offertes par les pays crypto-friendly, ce livre est un incontournable pour vous.

Le murmure de l'âme : L'ASMR et la quête de la sérénité
Luna Whisper

Découvrez les avantages de l'ASMR pour la santé mentale, la relaxation et la productivité au travail. Apprenez-en plus sur les différentes techniques et les artistes qui ont façonné cet univers relaxant. Ce livre offre des informations précieuses pour les professionnels et les amateurs de bien-être cherchant à améliorer leur quotidien.

www.ingramcontent.com/pod-product-compliance
Lightning Source LLC
Chambersburg PA
CBHW012259240726
48656CB00007B/2450